ANNA FUNCK
VANESSA BLUMHAGEN

DIE STRESS MANAGERINNEN

ANNA FUNCK
VANESSA BLUMHAGEN

DIE STRESS MANAGERINNEN

So kommen Sie entspannt durch den Wahnsinn des Alltags

mvgverlag

Bibliografische Information der Deutschen Nationalbibliothek
Die Deutsche Nationalbibliothek verzeichnet diese Publikation in der Deutschen Nationalbibliografie. Detaillierte bibliografische Daten sind im Internet über https://dnb.de abrufbar.

Für Fragen und Anregungen
info@m-vg.de

Originalausgabe
2. Auflage 2025

Türkenstraße 89
80799 München
Tel.: 089 651285-0

Redaktion: Ulrike Hollmann
Umschlaggestaltung: Maria Verdorfer
Umschlagabbildung: Michael de Boer
Satz: feschart print- und webdesign, Michaela Röhler, Leopoldshöhe
Druck: CPI
Printed in the EU

ISBN Print 978-3-7474-0681-6
ISBN E-Book (EPUB, Mobi) 978-3-98922-105-5

INHALT

VORWORT

Vorsicht, nicht erschrecken! Wir steigen mal etwas anders in dieses Buch ein, als Sie es wahrscheinlich sonst gewöhnt sind. Gehen Sie doch mal gedanklich zu Ihrer Zunge. Wo ist die gerade? Klebt sie angespannt an Ihrem Gaumen? Dann lassen Sie sie los und entspannt in Ihren Unterkiefer fallen. Und der Unterkiefer: Ist der fest und angespannt? Versuchen Sie, auch ihn locker zu lassen. Und jetzt eine Etage tiefer zu den Schultern. Sind die hochgezogen Richtung Ohren? Atmen Sie doch mal hörbar aus und lassen sie einfach alles los. Oder wie Vanessas Yogalehrerin Judith immer sagt: Relaaaaaaax.

Keine Angst, Sie sind nicht der/die Einzige, die so gestresst und körperlich verspannt ist. So geht es heutzutage allen. Uns auch! Oft werden wir gefragt, wie wir es schaffen, noch nebenbei Bücher zu schreiben. Und meistens stehen wir dann achselzuckend da und denken: Wissen wir auch nicht. Einfach zwischen Kinderabholen, Gassigehen, Terminen, Zoomcalls und Feriengästebetreuung. Weil wir immer wieder gerne Neues ausprobieren und unser Wissen nicht für uns behalten wollen.

Hinzu kommt natürlich der Spaß, den wir miteinander währenddessen haben: Wir rufen uns immer ganz high nach den Interviews an und erzählen uns, was wir gelernt haben. Denn unser größtes Hobby ist einfach das schöne Leben. Und das hat man ja nur, wenn man gesund und entspannt ist. Natürlich gehört auch Stress dazu, zumindest der gute, der andere macht uns leider krank. Wenn wir uns so umschauen, kommt kaum eine der Frauen in unserem Umfeld mehr runter.

Gilt auch für die Männer, aber wir Frauen packen uns die To-do-Listen einfach noch voller. Und man kann es sich nicht mehr schönreden: Wir sind eine chronisch überstresste Gesellschaft und müssen dringend etwas tun.

Deshalb haben wir dieses Buch geschrieben, um uns, Ihnen und Ihren Lieben zu helfen. Unsere Bitte: Behalten Sie nichts von dem Wissen für sich! Denn je entspannter wir als Gesellschaft sind, desto schöner wird unser aller Alltag. Insofern ist auch dieses Buch wieder ein absoluter Herzenswunsch. Die Idee sprang uns an, als wir aus einer Lesung in Hamburg kamen. Es war ein sehr grauer Tag, aber wir gingen lächelnd auseinander. Da wir beide parallel zu unserem Schreibprozess unglaublichen Stress bekamen, sind wir auch wieder mal die idealen Testkarnickel gewesen. Annas Leben änderte sich schlagartig durch eine Grundschule, die ihre Schüler offenbar für Oxford ausbildet, und Vanessas süßer Hund Enna wurde leider schwer krank. Insofern waren wir beide plötzlich fremdbestimmt und hätten eigentlich gerne einen 48-Stunden-Tag gehabt. Sie können also versichert sein: Es ist alles hardcore erprobt, was wir Ihnen zwischen Cover und Rückseite erzählen. Genau wie bei unserem ersten Buch »Gesund, stark, schön«.

Damals ging es um die Gesundheit, für die wir Frauen als Familienmanagerinnen Verantwortung tragen. Und jetzt lassen Sie uns zusammen dem Stress an den Kragen gehen!

Herzlichst, Ihre
Anna Funck und Vanessa Blumhagen

(V) STRESS – WAS IST DAS EIGENTLICH?

ODER: WARUM DER STEINZEIT-MENSCH KEINEN BURN-OUT KANNTE

Lassen Sie uns mal ganz, ganz weit zurück in die menschliche Geschichte gehen: sozusagen in die Höhle. Da sitzen wir mit unseren Mithöhlenbewohnern, unserer Familie, eingehüllt in wärmende Felle, gemütlich am prasselnden Lagerfeuer. Und ob Sie es glauben oder nicht: Hier sitzen wir evolutionstechnisch immer noch. In unserem Körper hat sich seitdem nicht viel verändert. Vielleicht haben wir ein bisschen weniger Haare rundherum. Gut. Mag sein.

Unsere Vorfahren hatten ein entspanntes Leben. Kein stressiger Job. Kein blaues Licht aus Handy und TV. Keine Dauererreichbarkeit. Keine Verpflichtungen im Sportverein, keine Kindertermine und kein Ärger im Straßenverkehr. Keine schlechten Nachrichten von Krieg und Inflation. Wussten Sie übrigens, dass wir heute an einem Tag mit so vielen Informationen konfrontiert werden wie die Menschen vor 150 Jahren in ihrem ganzen Leben? Kann man sich schon vorstellen, dass das unserem Nervensystem nicht guttut.

Der einzige Stress bei den Steinzeitmenschen war zu überleben. Sicher, das kann schon mal den Tag füllen, und im Winter war es sicher auch nicht so lustig, hungrig und ohne Anorak ums Überleben zu kämpfen. Wenn der Säbelzahntiger hinter einem her war, tobten die

Stresshormone auch in unseren Vorfahren. Diesem Bild werden Sie im Lauf des Buches noch öfter begegnen. Viele Experten nutzen es, um zu verdeutlichen, was bei uns heutzutage schiefläuft.

Aber erst mal zurück zu den haarigen Vorfahren: Cortisol steigerte auch im Neandertaler den Blutdruck, beschleunigte die Atemfrequenz und ließ sein Herz schneller pumpen. Zudem sorgte es dafür, dass sich die Herren und Damen Höhlenmenschen ihre Kräfte besser einteilen konnten und nicht zu schnell erschöpften. Es machte kurzfristig leistungsfähiger. Mister Flintstone war also besser gewappnet, um dem bösen Raubtier entkommen und lebend zur Sippe zurückzukehren zu können. Der Vorteil: War die Flucht vorm Gefressenwerden vorbei, lief man schnurstracks zurück zur Family, wurde gepflegt, bekam im besten Fall etwas zu essen und hatte erst mal Pause. Für ein paar Stunden, Tage oder Monate. Und genau das ist der Unterschied zu heute: Wir haben keine Pause. Oder besser: Wir gönnen uns keine!

Unser Säbelzahntiger ist praktisch immer da: Handy, Koffein, zu wenig nahrhaftes Essen, Verpflichtungen, Job, Freizeitstress, High Intensive Sport, Sorgen, zu wenig qualitativ guter Schlaf, Mikronährstoffmängel, nicht Nein sagen können, zu viel Zucker ... Die Liste könnte unendlich weitergehen. Wir lassen unser System einfach nicht runterfahren. Und genau dafür sind wir Menschen nun mal nicht gemacht. Dauerhaft erhöhtes Cortisol sorgt nämlich unter anderem für:

- Störungen des Schlaf-Wach-Rhythmus
- Ein- und Durchschlafstörungen
- Nachtschweiß
- Erschöpfung
- Konzentrationsstörungen
- Gedächtnisstörungen
- Libidoverlust
- Unfruchtbarkeit
- Haarausfall
- Bluthochdruck
- schlechte Wundheilung
- Wassereinlagerungen
- Gewichtszunahme (vor allem am Bauch)
- Magengeschwüre
- Verdauungsprobleme (Durchfall oder Verstopfung)
- Blähungen

- Übelkeit
- erhöhten Blutzuckerspiegel
- verkümmernde Muskulatur
- Verspannungen
- innere Unruhe
- Anspannung
- verstärkten Körpergeruch
- Dämpfung des Immunsystems
- hormonelle Störungen
- erhöhtes Risiko für Tumore
- Diabetes Typ 2
- Autoimmunerkrankungen
- Herz-Kreislauf-Erkrankungen
- Herzstolpern
- Knochenabbau
- Zahnfleischprobleme
- verfrühte Alterung, zum Beispiel Falten
- Arthritis
- Angstzustände
- Überforderungsgefühl
- chronische Erschöpfung/Burn-out
- Gedächtnisstörungen
- Ängste
- Depressionen

Sie denken jetzt: Die Liste liest sich wie die Aufzählung unserer gängigen Zivilisationskrankheiten. Na, woher das wohl kommt?

Übrigens können sich auch schon vorhandene Beschwerden verschlimmern, wenn das Stresslevel steigt. Bei meiner Hashimoto triggert es den Autoimmunprozess, sprich die Entzündung in der Schilddrüse. Und auch einen *leaky gut*, eine löchrige Darmschleimhaut, konnte ich erst ausheilen, als ich den größten Stressfaktor in meinem Leben – zweimal die Woche um 3 Uhr in der Früh aufstehen fürs *Sat.1-Frühstücksfernsehen* – hinter mir gelassen hatte. Anna hat die Vermutung, dass ihre Parasitenbelastung, die sich bei ihr durch Hautprobleme zeigt, mit mehr Trouble im Alltag in Verbindung steht.

Wenn wir es mit der Belastung übertreiben, gehen die Nebennieren (unsere Stressorgane, die auf den Nieren als kleine Kappen sitzen) langfristig in die Knie. Die können einfach nicht mehr. Und ohne Hormone wie Cortisol, Adrenalin und Noradrenalin läuft in unserem Leben nichts mehr rund. Schon das Aufstehen am Morgen wird zur Qual. Nennt sich Nebennierenschwäche oder neudeutsch Burn-out. Urlaub oder ausschlafen hilft da nicht mehr. Da müssen härtere Erholungsgeschütze aufgefahren werden. Eine komplette Änderung des Lebensstils, eine regelmäßige Schlafroutine, jede Nacht mindestens neun Stunden ruhen, strenges Koffeinverbot, ein salziges, eiweißreiches Frühstück (unsere Nebennieren lieben gutes Ursteinsalz, weil hier über 80 Mineralien enthalten sind), kein Sport (spazieren gehen und leichtes Stretching sind natürlich erlaubt) und die fehlenden Vitamine, Mineralien und Spurenelemente auffüllen. Aber das Wichtigste: Man muss dem »Ich muss unbedingt noch das und das und das erledigen«-Teufelskreis entkommen. Und ich wage mal zu orakeln, dass das das Schwierigste an der ganzen Sache ist. Der Vorteil einer Nebennierenschwäche: Sie können gar nicht anders. Aber wer will schon gezwungen werden, etwas für sich zu tun? Freiwillig ist viel schöner, oder?

STRESS MACHT UNGLÜCKLICH!

Unser Körper kann sehr lange sehr viel ausbalancieren. Aber irgendwann läuft das Fass über, und wir spüren, dass etwas nicht stimmt. So auch beim Thema Stress, der uns auf die Stimmung schlägt. Genauer gesagt, stört das ständig erhöhte Stresshormon Cortisol die Balance von Dopamin und Serotonin, den Neurotransmittern im Gehirn, die unsere Stimmung steuern. Wir fühlen uns dauerhaft ängstlich, entmutigt, gereizt und erschöpft. Einfach unglücklich! Auf den Alltag übertragen, sieht das dann so aus:

- genauso müde aufwachen, wie man ins Bett gegangen ist
- Dinge, die uns mal erfreut haben, nehmen wir nur noch so hin
- lieber zu Hause bleiben als ausgehen
- Schwierigkeiten haben, Entscheidungen zu treffen
- regelmäßig stundenlang Netflix schauen
- emotional abgestumpft sein
- ohne nachvollziehbaren Grund aus der Haut fahren
- und ohne Anlass traurig sein

- auf dem Handy rumscrollen, bis einem die Augen zufallen
- von einer Aufgabe zur nächsten hüpfen, ohne etwas zu Ende zu bringen
- kleinste Unannehmlichkeiten fühlen sich an wie eine riesige Katastrophe
- tägliche Aufgaben werden plötzlich zu unüberwindbaren Hindernissen
- keine Motivation und Energie mehr haben
- mal sehr hungrig, mal komplett appetitlos sein
- Schlafprobleme
- Verspannungen und Bauchschmerzen

Was sich anfühlt, als wäre etwas mit uns nicht in Ordnung, ist nur eine Fehlschaltung unserer Hormone, die wir selbst mit unserem Lebensstil verursachen. Wenn wir den Stressknopf wieder ausschalten, kommen Serotonin und Dopamin wieder ins Gleichgewicht und unsere Laune gleich mit! Wie das geht, lesen Sie in den folgenden Kapiteln.

Jetzt kommt die große Frage: Warum trifft es vor allem uns Frauen? Warum sind vor allem wir eher überstresst als die Männer? Weil wir, wie schon im Vorwort angedeutet, immer mehr und mehr schultern wollen, um Kinder, Job, Familie, Freunde, Freizeit und Verpflichtungen unter einen Hut zu kriegen. Dazu kommt unser Dauerbegleiter Handy, das uns ständig erreichbar sein lässt. Übrigens alles mit ein Grund (neben dem komplexen Hormonsystem und genetischer Vorbelastung), warum Frauen viermal häufiger an Autoimmunerkrankungen leiden als Männer. Der Stress triggert das Immunsystem, das sich fälschlicherweise gegen den eigenen Körper richtet.

Bei Hashimoto Thyreoiditis zum Beispiel ist es die Schilddrüse (geschätzt über acht Millionen Betroffene allein in Deutschland, Verhältnis Frauen/Männer: 9:1). Andere Autoimmunerkrankungen, die immer häufiger vorkommen, sind die Autoimmungastritis (Entzündung der Magenschleimhaut), Autoimmunhepatitis (Leberentzündung), Colitis ulcerosa (Darmentzündung), Guillain-Barré-Syndrom (Nervenentzündung), Morbus Basedow (auch eine Entzündung der Schilddrüse wie Hashimoto, allerdings mit der Folge einer Schilddrüsenüberfunktion), Psoriasis (Hauterkrankung), Vitiligo (Weißfleckenkrankheit) und Zöliakie (Dünndarmentzündung, ausgelöst durch Gluten). Oft kommen sie auch im Doppelpack oder sogar als Trio vor. 40 Prozent der Hashimoto-Patienten haben zum Beispiel gleichzeitig eine Autoimmungastritis. Ist erst einmal eine dieser Krankheiten ausgebrochen, steht der nächsten leider Tür und Tor offen. Und immer ist Stress einer der Haupttrigger – neben Umweltgiften, Traumata, Mikronährstoffmängeln. All das – Sie werden es im Lauf des Buches lesen – stresst unseren Körper!

Zu dem ganz normalen Wahnsinn im Alltag kommt bei vielen Frauen ein Zuhause, in dem sie sich nicht sicher fühlen. Oft ausgelöst durch eine unglückliche Partnerschaft, Geldsorgen, das Gefühl der absoluten Überforderung. Oder auch durch die ständigen Nachrichten von Krieg und Wirtschaftsabbau. Die Natur hat es aber dummerweise so angelegt, dass wir erst richtig entspannen können (und schwanger werden), wenn wir uns geborgen, wohl, beschützt, einfach sicher fühlen. Fragen Sie mal die Feng-Shui-Kollegen aus Asien: Schon eine unaufgeräumte Wohnung kann uns da komplett aus der Fassung bringen. Solche Dinge hat kaum einer auf dem Zettel, wenn es um das Thema Stress geht. Ich kann Ihnen versprechen, Sie werden an der einen oder anderen Stelle in diesem Buch denken: »Warum hat mir das vorher niemand gesagt?« Wir mussten auch erst tolle Experten befragen, bis wir das ganze große Bild auf dem Tisch liegen hatten, das wir Ihnen jetzt stolz präsentieren können.

Wir Frauen müssen lernen, dass Ausruhen etwas Produktives ist. Im Flugzeug lautet die Ansage zu Beginn ja auch: »Ziehen Sie erst sich selbst die Atemmaske über und helfen Sie dann den Mitreisenden.« Und so läuft es auch in unserem Leben. Erst wenn wir auf uns achten, können wir auch ganz für die anderen da sein. Und dabei geht es gar nicht nur um Ausruhen im klassischen Sinn. Hinlegen und Füße hoch. Nein! Heutzutage müssen wir neben der körperlichen Erholung auch auf mentale, emotionale, soziale, kreative und, wenn Sie möchten, auch auf spirituelle Ruhe achten. Denn in all diesen Bereichen erfahren wir ein Zuviel, oder anders ausgedrückt: Stress.

Schon allein wegen der erschreckenden Liste der körperlichen und seelischen Folgen dieser Dauerbelastung (siehe oben) wollten Anna und ich nicht so weitermachen und haben uns auf die Suche nach Hilfe zur Selbsthilfe gemacht. Herausgekommen sind 256 Seiten voller neuer Einsichten, spannender Zusammenhänge, toller Tipps und diverser Aha-Momente. Denn Stress ist kein Schicksal, dem Sie und wir hilflos ausgeliefert sind. Wäre doch gelacht, wenn wir das nicht auch hinbekommen könnten, bei all dem, was wir sonst schon so alles wuppen. Also los: Lassen Sie uns dem Stress den Kampf ansagen!

Entspannung aus der traditionellen chinesischen Medizin

In der TCM geht man davon aus, dass ständige Anspannung und Stress im Kiefer gespeichert werden. Passend dazu kann man heutzutage beobachten, dass immer mehr Menschen knirschen und nachts die Zähne zusammenpressen, was bei einer Beißkraft von 480 Kilogramm pro Quadratzentimeter schwere Schäden am Gebiss verursachen kann, dazu Kopf- und Nackenschmerzen. Und man wacht komplett gerädert auf – egal, wie lange man geschlafen hat. Dr. Harold Eymer erzählt im Kapitel rund um die Mundgesundheit noch mehr darüber.

Zum Glück haben die alten Chinesen eine schnelle Lösung für uns stressgeplagte Westler. Den Akupunkturpunkt TB17. Sie finden ihn unter dem Ohrläppchen an der Stelle, an der Ihr Unterkiefer am Oberkiefer »aufgehängt« ist. Hier trifft der wichtige Gallenblasenmeridian auf andere Meridiane (die Energiebahnen in unserem Körper). Ist der Punkt fest und schmerzempfindlich, hat das oft nicht nur etwas mit Anspannung zu tun, sondern auch mit über Jahren angestauten Emotionen wie Ärger und Frustration.

Massieren Sie den Punkt auf beiden Seiten mit ihren Zeigefingern mit so viel Druck, dass es noch aushaltbar ist, und öffnen und schließen Sie dabei immer wieder Ihren Mund. So können Sie den Stress und alte Gefühle loslassen und die Energie kann wieder ungehindert fließen. Laut TCM können so Nackenprobleme, Kopf- und Zahnschmerzen, Hörverlust und sogar Tinnitus verbessert werden. Und man soll sogar besser schlafen können. Man muss natürlich regelmäßig unterm Ohrläppchen rumdrücken und dazu einen Fisch auf dem Trockenen nachmachen, um solche Ergebnisse zu erzielen. Besser als Schmerztabletten einzunehmen ist es aber auf jeden Fall.

Zusammenfassung

- Wir sitzen evolutionstechnisch noch immer in der Steinzeithöhle am Lagerfeuer. Kurzfristige Stresssituationen wie die Flucht vorm Säbelzahntiger können wir gut ausbalancieren.
- Das andauernde Cortisol-High aber, dem wir heutzutage permanent ausgesetzt sind, führt nicht nur langfristig zum Burn-out, sondern auch zu Gewichtszunahme, Hormonchaos, frühzeitiger Alterung, Blutzuckerproblemen, Schlafstörungen, psychischen ebenso wie Herz-Kreislauf-Erkrankungen und vielem mehr. Zusätzlich steigt das Risiko für Autoimmunerkrankungen.
- Wir Frauen müssen uns sicher fühlen, um richtig entspannen zu können. Dem stehen Geldsorgen, Beziehungsprobleme und schlechte Nachrichten entgegen.
- Entspannungsübungen können uns helfen, dem Stress zu entkommen und besser unser tägliches Leben zu bewältigen.

(A) STRESS UND DIE HAUT
WAS TUN, WENN DIE EPIDERMIS BLÜHT UND AUSSCHLÄGT?

Was meine Epidermis und ich miteinander durchgemacht haben, geht wirklich auf keine Kuhhaut! Das wurde mir bei meinen Recherchen zu diesem Kapitel klar: Als Teenie war ich tatsächlich ein blühendes Beispiel für einen Weizen-Kuhmilch-Junkie. Pickel sprossen bei mir wie die Blumen auf der Liebeswiese in »Twilight«, sodass ich mein ganzes Taschengeld zur Kosmetikerin schleppte. Ich fand es dort hervorragend investiert. Dass es neben dem Hormonstress in meinem Körper einen Zusammenhang mit meiner Ernährung geben könnte, hatte ich noch nicht auf dem Schirm. Von Blutzuckerspitzen durch Kuhmilch, die dafür sorgen, dass meine Leber Wachstumshormone produziert, die wiederum meine Talgproduktion so richtig schön ankurbeln, hatte ich noch nie etwas gehört. Genauso wenig wie von Weißmehl, das meine Darmwände attackiert, hochentzündlich ist und ebenfalls die Pickelproduktion anwirft. Und so mampfte ich weiter fleißig Kinderschokolade, Cornflakes und Croissants. Das Gewicht war nicht mein Thema, und alles andere war in den 90ern ja nur ein optisches Problem, solange die Levi's saß und man samstags eine Fahrgemeinschaft in die Eisdisco hatte.

Dann verschrieb mir ein »findiger« Gynäkologe die Pille für ein noch schöneres Hautbild. Nahmen damals alle, wollte ich natürlich auch.

Meine Haut wurde rein, schließlich war sie ja die einer Scheinschwangeren mit viel künstlichem Progesteron im Blut, und ich war sehr zufrieden. Was die Pille eigentlich für ein gefährliches Medikament ist, war mir damals überhaupt nicht klar. Belana, Diane, Petibelle und Yasmin gehörten bei all meinen Freundinnen zum Alltag wie Zähneputzen.

Viele Jahre und etliche Pillenwechsel später kamen dann das Fernseh-Make-up, Sendestress und ein Vielfliegerstatus hinzu. Alles zusammen Gift für die Haut, denn das Make-up verstopft die Poren und die trockene, klimatisierte Luft über den Wolken entzieht der Haut Feuchtigkeit. Inzwischen kannte ich mich mit gesunder Ernährung ganz gut aus, aber gegen die HD-Pampe, also das Fernseh-Make-up, die die Kamera einforderte, kam ich selbst damit nicht an. Trauriger Höhepunkt war eine Maskenbildnerin in Bologna, die mich mit einem dreckigen Schwamm schminkte, weshalb ich am nächsten Tag aussah wie ein platzendes Sofakissen. Irgendwann hatte ich die Idee, mich am Flughafen vor dem Fliegen abzuschminken, aber machen Sie das mal, wenn die Kunstwimpern noch kleben, als bekämen sie Extrastunden bezahlt, eine Riesenschlange vor der Damentoilette wartet und das Flughafenpersonal Sie kurz vor dem Abflug in nahezu ganz München ausruft.

Als ich zwischendurch immer mal wieder schwanger war, war meine Haut nah dran an »Babypopo«, einfach schön, die Hormone regeln's dann schon, kennt man ja. Eine bessere Durchblutung, mehr Östrogen, mehr Progesteron … in meinem Gesicht herrschte auf jeden Fall Ruhe. Drei Kinder später kündigte sich dann irgendwann die Überwucherung mit einem Parasiten an, der die Hausregeln nicht kannte, meine Haut wieder blühen ließ und über dessen Bekämpfung ich in unserem Buch *Gesund, stark, schön* berichte. Da kam ich das erste Mal an den Punkt, an dem ich dachte: Ich kann nicht über 40 sein und noch herumlaufen, als wäre ich in der ewigen Pubertät. Hinzu kam noch die Tatsache, dass meine Haut irgendwie gar nicht mehr mitmachte: Im Gesicht war sie unrein, sehr blass und bräunen wollte sie gar nicht mehr. Und wir reden nicht von einem Kapstadt-Teint, sondern nur von einer zarten norddeutschen Sommerbräune. Ging nicht mehr. Den Parasiten hatte ich besiegt, da regte sich nichts mehr; zur Kontrolle esse ich immer mal wieder ein paar Papayakerne. Mögen die Biester nämlich gar nicht. Aber irgendwas stimmte immer noch nicht.

Sind Sie noch mitgekommen? Warum ich Ihnen das alles erzähle? Damit Sie wissen, dass ich schon immer an meiner gestressten Epidermis herumexperimentiere. Frau Blumhagen kann da leider nicht mitreden. Sie kennt keine vergrößerten Poren, Pickel oder Speckschwartenglanz, wie auch immer Sie das hinbekommen hat bei dem ganzen Fernsehrummel. Und wenn Sie meine Freunde fragen, werden die sagen, ich übertreibe. Nur haben die mich jahrelang immer nur zugespachtelt gesehen und das sah natürlich ganz hervorragend aus. Es gibt wunderbare hormonverändernde Chemiekeulen, die fast alles wegzaubern. Sie machen uns nur leider krank und das wollen wir nicht.

Ein Augenöffner war meine Kosmetikerin, Frau Rohrbach, die ich auch liebevoll meine »Hexenkosmetikerin« nenne. Nicht weil sie eine Warze auf der Nase hätte oder mit dem Besen zur Arbeit flöge, sondern weil sie so spirituell und klug ist und nur durch Druckpunktmassage Miniliftings zaubert und Energien fließen lässt, dass man fitter als vorher von ihrem Kosmetikstuhl steigt. Als ich das erste Mal zu ihr kam, hatte ich meine Ernährung schon lange umgestellt. Milch überließ ich den Kälbern, Gluten hatte ich bis zur Schmerzgrenze reduziert, soweit das mit drei pastaobsessten Kindern geht, aber meine Haut muckte trotzdem noch auf.

»Sie nehmen am besten nur noch Naturseife. Und zwar für den ganzen Körper. Die besteht nur aus Olivenöl und kaltgepresstem Kokosöl und stellt den natürlichen pH-Wert wieder her. Ihre Haut entgiftet dadurch, das Hautbild wird klarer und die Beine werden dann auch wieder braun«, erklärte mir Frau Rohrbach. Seitdem bin ich ein Mensch mit Seifenschalen. Und zwar im ganzen Haus, denn auch meine Reibeisenhände, die mir die Coronazeit beschert hatte, wollte ich wieder loswerden. Das Problem: Meine Seifen aus der Apotheke hatten den pH-Wert meiner Haut ruiniert, jetzt stellte ich ihn wieder her – sowie die Selbstfettung. Es war irre, wieder weiche Hände zu haben! Handcreme brauche ich inzwischen gar nicht mehr oder höchstens in der Winterzeit. Übrigens, wer hätte es gewusst? Unsere Körperpflege war früher grundsätzlich basisch, haben wir nur irgendwie vergessen: Basische Seifen, Asche, Milch und Natron waren quasi unser L'Oréal, weil wir uns das wert waren. Säuren und Stoffwechselprodukte konnten wir so über die Haut, unsere »Hilfsniere«, loswerden und Hautpilze und Entzündungen hatten im basischen Milieu nie eine Chance. Irgendwann kam dann die Chemieindustrie und schleuste schön Mikroplastik, Mineralöl und Silikone ein.

Auch meine Beine bräunten jetzt wieder im Sommer, und zwar so schön, dass ich des Öfteren gefragt wurde, welcher Selbstbräuner das denn sei. Im Gesicht verschwand das Spannungsgefühl, das mich über Jahre beim Fernsehen begleitet hatte, und nur ab und zu – zur Periode oder wenn es doch mal Pizza sein musste –, gab es ein paar Pickelchen am Kinn. Im Wechsel mit einer basischen Seife nahm ich dann hin und wieder eine milde Öl-Reinigung zur Erhöhung der Hautfeuchtigkeit. Chemiefrei mit Brokkolisamenöl, Kamillenblütenöl und Squalan, einem Auszug aus Olivenöl. Zusätzlich gab's noch ein Probiotikum auf die Haut. Ich war völlig baff! Die ganzen Feuchtigkeitscremes aus der Parfümerie, von denen ich jahrelang während meiner TV-Zeit dachte, dass ich ohne sie nicht auskäme, brauchte ich gar nicht mehr. Ich hatte meine Haut durch sie nur ausgetrocknet und süchtig nach noch mehr Cremes gemacht. Langfristig hätte ich mit ihrer Hilfe vermutlich früher und mehr Falten bekommen. Ich lief den ganzen Sommer ungeschminkt herum und fand mich klasse. Vorher absolut undenkbar.

Inzwischen ist meine äußere Pflegeroutine »Kräuterhexe next level« – und ich liebe es. Zum einen, weil ich weiß, dass ich mich nicht vergifte und meinen Hormonhaushalt nicht durcheinanderbringe, und zum anderen, weil es sich einfach super anfühlt. Gegen Entzündungen träufele ich partiell Benediktenkrautextrakt auf meine Baustellen, auf die Lippen kommt nur noch Sheabutter und neuerdings experimentiere ich mit Bio-Rindertalg. Unter Insidern auch Tallow genannt. Ja, ich weiß, das klingt schwierig für den einen oder anderen Veganer, aber es ist der Talg von gesunden grasgefütterten Bio-Rindern aus artgerechter Haltung vom Bodensee. Die ersten Experimente damit haben vor 2000 Jahren die Römer, Griechen und Chinesen gemacht, wobei es denen in erster Linie um Wundheilung ging. Aber die Vitamine und die Fette, die unserem Hautfett ähneln, sollen auch noch mehr können, nämlich stärken und straffen und Hautprobleme bekämpfen. Ebenfalls ein absoluter Gamechanger – allerdings von innen – war die Leberreinigung nach Andreas Moritz, Vanessas »Geheimrezept« seit vielen Jahren. Und egal, wie sehr ich mich dagegen wehrte, sie ließ zum Glück nicht locker. Abführen, einen sexy Einlauf machen, Bio-Olivenöl plus Grapefruitsaft einnehmen und ab ins Bett mit Wärmflasche war nicht nur super für meine Leber, sondern auch eine große Verbesserung im Hautbild. (Die genaue Anleitung haben wir in Gesund, stark, schön beschrieben.) Der Grund: Ist die Leber überlastet, fungiert die Haut als Ersatzventil zum Entgiften. Die Folge: Hautausschläge, Pickelchen und Ekzeme. Auch Gefühle setzen der Leber zu – deshalb am besten öfter mal von innen feucht durchwischen.

Ja, Sie merken es schon, meine Reise ist noch lange nicht zu Ende. Auf dem Weg trifft man jede Menge spannende und interessante Menschen wie Autorin und Hautpflege-Entwicklerin Mareike Peters, die in einer 12-Quadratmeter-Studentenbutze mit dem Selbstrühren begann, um dann das Unternehmen Naturkosmetik München (nkm) mit 60 Mitarbeitern aufzubauen. Ich habe sie getroffen und ihr ein paar kluge Tipps entlockt.

Du hast angefangen, deine eigene Hautpflege zu entwickeln und selbst anzurühren. Warum?

Ich wollte einfach eine Hilfe zur Selbsthilfe entwickeln. Als Kind hatte ich immer Neurodermitis und das Gefühl, mit mir stimmt etwas nicht. Hautprobleme stechen ja immer sofort ins Auge und ich habe mich unwohl gefühlt.

Dazu kam dann eine Kontaktdermatitis (eine entzündliche, nicht infektiöse Reaktion der Haut auf äußere Substanzen und Einflüsse) und eine Akne mit 16. Ich habe natürlich alles ausprobiert, was die Drogerie hergegeben hat, aber geholfen hat nichts. Für mich war also klar: Ich gehe auf Ursachenforschung! Und so wurde das Ganze zu meiner größten Leidenschaft. Ich liebe es, an Rezepturen zu friemeln und ein direktes Ergebnis zu erzielen. Ich weiß inzwischen, dass ich zu viel vom Stresshormon Cortisol produziere und ich an meinen Nebennieren arbeiten muss, die für eine Talgüberproduktion sorgen. Ich nehme viele Nahrungsergänzungsmittel, lasse alle drei Monate ein Blutbild machen, gehe das Problem von innen an, aber ohne richtige Hautpflege sehe ich schlimm aus. Ich bin ein Routinemensch, und ich weiß inzwischen ganz genau, wie ich meinen Körper in einen Zustand bringen muss, damit es mir gut geht. Hautpflege ist bei mir der Schlüssel zum Glück!

Was stresst unsere Haut?

Wir machen jetzt ein Fass auf: Die Haut ist ein Organ, und zwar unser größtes sichtbares, und gleichzeitig der Spiegel der Seele. Sie ist ein Ausscheidungsorgan, das von Stress angeregt wird, aber sie scheidet eben auch nicht alles aus. Und man muss ganz klar unterscheiden: Was stresst unsere Haut durch inneren Stress, den wir im Kopf aufbauen, und was stresst sie von außen durch Umwelteinflüsse oder falsche Pflege, die ich zu den externen Stressoren zähle?

Okay, fangen wir mit dem inneren Stress an.

Da gibt es sehr viele Gründe: Wenn wir gestresst sind, reagiert unsere Haut häufig auf unsere veränderte Routine. Wir ernähren uns schlecht, schlafen weniger, der Körper regeneriert nicht so gut wie gewohnt. Und was ist die neuroimmunologische Reaktion? Klar: Pickel! Das ist die Immunantwort unseres Körpers, denn das Immunsystem wirkt auf die Haut. Nennt man HPA-Achse, das ist der Fachbegriff. Und dann arbeiten die Schilddrüse und die Nebennieren auf Hochtouren, produzieren schön weiterhin Stresshormone, der Cortisolwert steigt und kurbelt unter Umständen auch gern noch bestehende Hautkrankheiten an: Neurodermitis, Psoriasis, atopische Dermatitis, Schuppenflechte oder Rosazea. Da ist Stress nämlich ein klassischer Triggerfaktor.

Und was kommt von außen noch dazu?
Zwei Faktoren. Zum einen sind es die Verhaltensveränderungen. Wir fummeln zum Beispiel aus Nervosität mehr im Gesicht herum. Dann hast du nicht mehr so die Zeit, auf dich zu achten, und lässt deine Routinen schleifen. Andere externe Stressoren sind die falschen Stoffe, die wir uns auf die Haut schmieren. Silikone, PEGs und Erdöl sollte man natürlich unbedingt vermeiden. Mein Lieblingsbeispiel aus der Naturkosmetik ist immer die Ringelblume, auch Calendula genannt. Ringelblume ist eine krasse Red Flag, weil sie mehr Reizpotenzial als Wirkung hat. Deshalb bevorzuge ich immer Pflanzen wie Kamille, bei denen die Wirkung das Reizpotenzial überwiegt. Wir können sehr viel verkehrt machen bei der Hautpflege. Am besten lässt man nur die Zusammensetzung auf seine Haut, die man molekular verstehen kann. Bitte auf keinen Fall Duftstoffe! Gute Hautpflege sollte nie duften! Keine Sensibilatoren wie Geraniol oder Linalool oder eben Duftkomponenten auf Alkoholbasis. Ob sie synthetisch oder natürlich sind, ist eigentlich egal. Wichtig ist, dass es molekular zur Haut passt. Und was wir auch nicht vergessen dürfen, ist das blaue Licht, dem wir uns ständig aussetzen, wenn wir unsere Smartphones und Laptops benutzen. Auch da kann man mit verschiedenen Ölen arbeiten, die den Stress auf der Haut reduzieren. Heidelbeersamenöl hilft super, den oxidativen Stress zu reduzieren.

Was sind deine SOS-Tipps für gestresste Haut?
Für mich und in der Kosmetikwissenschaft ist immer entscheidend: Neigt der Mensch zu einer Überproduktion oder Unterproduktion an Talg? Danach richtet sich, welche Stoffe seiner Haut guttun. Vitamin B3 in Form von Niacinamid ist ein Gamechanger, wenn unsere Haut Stressanzeichen zeigt. Es hilft bei Rötungen, verbessert die Feuchtigkeit und wirkt Entzündungen entgegen. Das ist für jeden Hauttyp geeignet.

Was man ebenfalls wissen muss: Wenn man Stress hat, hat man eine erhöhte Freisetzung an freien Radikalen. Das sind oxidative Prozesse. Sprich: Man sieht schneller alt aus, die Strukturproteine und das Elastin bauen sich ab, das macht Falten. Deshalb brauchen wir Antioxidantien mit Vitamin C, zum Beispiel aus der Aroniabeere. Das Problem ist: Die Zelle vergisst nicht so fix. Hautzellen haben einen epigenetischen Marker, wo gespeichert wird, dass es uns einmal nicht gut ging. Und das funktioniert im Körper dann wie eine Kettenreaktion: Die freien Radikale ziehen quasi die Bausteine weg. Das ist der gleiche Effekt wie bei sich gegenseitig selbst aktivierenden Mausefallen. Deshalb müssen wir mit Hautpflege morgens präventiv Antioxidantien nutzen, denn sie dienen als Stoppschild für diese zerstörerischen Kettenreaktionen. Sie geben gerne ihre Elektronen ab, um die freien Radikale unschädlich zu machen. Bekannte Antioxidantien sind Vitamin C, Vitamin E (Tocopherol), Beta-Carotin oder das Coenzym Q10, weshalb man sie häufig in guten Hautpflegeprodukten findet.

Und wenn ich bei Stress ständig glänze wie eine Speckschwarte?
Dann bist du der Hauttyp mit der Talgüberproduktion. Der trockene Hauttyp neigt im Gegensatz eher zur Schuppung. Da kommt wieder die oben erwähnte HPA-Achse ins Spiel. Dann hilft die richtige Hautpflege. Und das ist in diesem Fall tatsächlich Öl, auch wenn es erst mal komisch klingt. Ölige Haut pflegt man am besten mit Öl. Die Emulgatoren, die Wasser und Fett zusammenhalten, sind in unserem Hauttalg bereits enthalten. Wir haben so quasi aus Wasser, Öl und Hauttalg eine Pflegecreme! Die Pflege mit Öl signalisiert dazu: Alles ist gut. Kannst runterfahren. Dafür eignen sich alle Öl-Arten mit einem hohen Linolsäuregehalt wie Distelöl, Traubenkernöl oder naturbelassenes Sonnenblumenöl. Kommen noch Pickel dazu, hilft Panthenol oder die Kieselsäure aus dem Beikraut Ackerschachtelhalm. Am Ende ist natürlich alles ein Zusammenspiel aus verschiedenen Komponenten: Ernährung, Lebensstil und »Was trage ich auf die Haut auf?«.

Offenbar machen wir eine Menge falsch. Gibt es noch weitere typische Fehler, die wir vermeiden können?
Ja, wir können auf das Hautmikrobiom achten und so dafür sorgen, dass wir gleich die guten Bakterien züchten und die schlechten sich nicht so

vermehren. Eigentlich leben wir in einer Symbiose mit unseren Bakterien, sie ernähren sich von uns und wir brauchen sie. Wie im Darm. Kommt es allerdings zu einem Ungleichgewicht, haben wir ein Problem. Akne-Bakterien und Hefepilze sind auch Teil des Mikrobioms, aber nur ein kleiner Bestandteil. Wenn wir viel Talg produzieren und viele falsche Stoffe auf die Haut geben, wächst der Malassezia-Hefepilz, der sich hervorragend von der falschen Balance ernährt. Die kann schon entstehen durch zu viel Waschen, durch ständiges Seifen und falsches Duschgel. Die Haut soll auf keinen Fall quietschsauber sein. War ja mal »in«, ist nur einfach grundfalsch: Unser pH-Wert ist dann nämlich irgendwann bei 9. Gut wäre aber 5,5, denn da nehmen die schlechten Bakterien sofort Reißaus. Man bringt alles durcheinander. Ein Beispiel dafür ist es auch, wenn man in der Sonne nicht mehr bräunt: Melanozyten fühlen sich nicht mehr wohl. Die produzieren einfach keine Pigmente, kein Melanin mehr. Und deshalb wird man auch im Sommer nicht mehr braun.

Ein weiterer Fehler ist: Wir machen zu viel mit der Haut. Ein schönes Beispiel: mechanische Peelingkörner. Bedeutet: unkontrolliertes Abschleifen. Das ist gar nicht gut. Dann lieber mit Fruchtsäure arbeiten, die löst die Verbindung zwischen Hautschüppchen und Haut. Im Trend sind ja Kaffeesatz, Zucker, Sugar Scrubs, mit denen man den ganzen Körper abrubbelt. Da habe ich aber gar keine Kontrolle, wie viel ich runterrubbele. Ich rate dringend davon ab. Das Gute ist ja: Wir können jederzeit unsere Routine hinterfragen und viele Probleme können durch den richtigen Umgang mit der Haut im Zusammenspiel reguliert werden.

Kommen wir noch einmal auf den Kopf und die Kopfhaut zu sprechen. Durch Stress, zu häufiges Haarewaschen, Pilze oder hormonelle Veränderungen entstehen Schuppen. Doch wer möchte schon wie Frau Holles Bettwäsche herumlaufen? Wie werden wir die kleinen Biester wieder los?

Um Schuppen effektiv loszuwerden, muss man zuerst bestimmen: Liegt eine Irritation durch Trockenheit oder ein bakterielles Ungleichgewicht vor? Dadurch können wir die richtige Pflege geben, die die Kopfhaut beruhigt und ihr hilft, das natürliche Gleichgewicht wiederzufinden. Wenn man an den Haaren schüttelt: Rieseln kleine Schuppen herunter, ist sie trocken und/oder irritiert, kleben größere Flocken am Ansatz, ist es eher bakteriell. Die richtige Pflege mit speziellen Kopfhautseren, die entweder mit entzündungshemmenden Inhaltsstoffen wie Malvenblüten und Allantoin Feuchtigkeit spenden und Irritationen lindern, oder regulierende Wirkstoffe wie Hopfen und Glycolsäure gegen bakterielle Schuppen, helfen.

Ein weiterer wichtiger Punkt ist, die Haare nicht über 38 °C zu waschen und Shampoos zu reduzieren, die die Kopfhaut austrocknen. Milde, pH-neutrale Produkte eignen sich gut. Mit der richtigen Pflege und etwas Geduld kann man die Schuppen langfristig in den Griff bekommen und die Kopfhaut erholt sich Schritt für Schritt.

Die Pflege von innen ist ja genauso wichtig wie von außen. Das Mikrobiom auf der Haut muss stimmen, aber eben auch im Darm. Hast du noch ein paar Ernährungstipps für ein schönes Hautbild?
Ja, das Zusammenspiel zwischen Haut und Darm ist wirklich wichtig. Wenn das Mikrobiom im Darm aus dem Gleichgewicht gerät, kann das auch Hautprobleme verstärken. Eine entzündungshemmende Ernährung kann hier eine große Rolle spielen. Besonders Omega-3-Fettsäuren aus Quellen wie Chia- oder Leinsaat helfen dabei, die Haut ins Gleichgewicht zu bringen, da sie Entzündungen reduzieren.

Antioxidantien sind ebenfalls super für die Haut, da sie freie Radikale bekämpfen, die durch Stress oder eine ungesunde Lebensweise entstehen. Blaubeeren und Paprika sind hier wahre Power-Lebensmittel – besonders die Waldheidelbeere liefert Antioxidantien, und Paprika ist reich an Vitamin C, das die Kollagenproduktion unterstützt. Auch Kamillentee, der Bisabolol enthält, wirkt beruhigend und entzündungshemmend, was der Haut sehr zugutekommt.

Letztlich geht es darum, auf eine ausgewogene Ernährung zu achten, die dem Körper und der Haut die Nährstoffe liefert, die sie brauchen, um gesund zu bleiben.

Diese Stoffe sollten wir uns auf keinen Fall auf die Haut schmieren:

Aluminium
Aluminiumsilikat
Aluminiumchlorohydrat (meist in Deos enthalten)
Alumina
Aluminiumstearat
Aluminium Powder, CI77000

Duftstoffe
Parfum, Aroma, alle Formen von Duftstoffen
Moschusverbindungen (Civet/Zibet)
Ambra
Citral
Linalool
Farnesol

Nanopartikel
Titandioxid
Zinkoxid

Mineralöle, Paraffine, synthetisches Glycerin
Mineralöl, Petrolatum, Paraffinum subliquidum, Cera microcristallina, mikrokristallines Wachs, Ozokerit, Ceresin
Parrafinöl/Parrafinum liquidum
Vaseline/Petrolatum

Parabene
Propylparaben, Butylparaben, Methylparaben, Ethylparaben, Isobutylparaben, Isopropylparaben

Weichmacher, insbesondere Phthalate
Diethylphthalat, Diethylhexylphthalat, Dibutylphthalat (DBP)

Weichmacher
Propylene Glycol, 1,2-Propanediol, 1,2-Dihydroxypropane, Methyl Ethyl Glycol (MEG), Methylethylene Glycol

Emulgatoren
PEG, PPG, Ceteareth-8, Polyethylenglykol

Silikone
Dimethicone, Trimethicone, Methicone, Amodimethicone, Polysiloxane; es gibt unzählige Abwandlungen, Orientierung bieten die Endungungen »-methicone« und »-siloxane«

Tenside
Alkylbenzolsulfonate
Alkylpolyglycoside
Esterquats
Fettalkoholethoxylate
Sodium-Lauryl-Sulfat
PEG-Derivate
Sodium-Laureth-Sulfat
Ammonium-Lauryl-Sulfat
Sodium-Myreth-Sulfat

Formaldehyd
Triclosan, Sodium Hydroxymethylglycinate, Hexamidine, Diisethionate, 2-Bromo-2-Nitropropane-1,3-Diol, Quaternium-15

Mikroplastik

Kunststoff	Abkürzung
Polyethylen	PE
Polypropylen	PP
Polyethylen-terephthalat	PET
Nylon-12	Nylon-12
Nylon-6	Nylon-6
Polyurethan	PUR
Acrylates Copolymer	AC
Acrylates Crosspolymer	ACS
Polyacrylat	PA
Polymethylme-thacrylat	PMMA
Polystyren	PS

Lichtschutzfilter

Filtersubstanz	Abkürzung
Benzophenone-3	Bp-3
Benzophenone-2	Bp-2
Benzophenone-1	Bp-1
4-Methylben-zyliden camphor	4-MBC
3-Benzyliden-camphor	3BC
Homosalat	HMS
Butylmethoxydi-benzoylmethan	BMDEM
Ethylhexyl Me-thoxycinnamate	EHMC
Ethylhexyl Dimethyl PABA	EHD-PABA

Zusammenfassung

- Unsere Haut reagiert auf Stress von innen, aber auch von außen durch falsche Pflege.
- Schilddrüse und Nebennieren produzieren Stresshormone, der Cortisolwert steigt, kurbelt die Talgproduktion an und triggert bestehende Hautkrankheiten wie Neurodermitis, Psoriasis, atopische Dermatitis, Schuppenflechte oder Rosazea.
- Hautpflege sollte keine Stoffe mit Reizpotenzial wie Ringelblume (Calendula) und auf keinen Fall Duftstoffe und Sensibilatoren wie Geraniol oder Linalool enthalten.

- Ob natürliche oder synthetische Wirkstoffe: Wichtig ist, dass die Pflege molekular zur Haut passt. Um herauszufinden, was unserer gestressten Haut hilft, müssen wir herausfinden, ob wir zu einer Über- oder Unterproduktion an Talg neigen.
- Das blaue Licht von Handy und Laptop schädigt unsere Haut; Heidelbeersamenöl hilft super, den oxidativen Stress auf der Haut zu reduzieren. Gamechanger für alle Hauttypen bei Stressanzeichen ist die Pflege mit Vitamin B3 in Form von Niacinamid.
- Stress lässt uns schneller altern. Dagegen helfen Antioxidantien, Vitamin C, Vitamin E (Tocopherol), Beta-Carotin oder das Coenzym Q10.
- Pickeln rücken wir mit Panthenol oder Kieselsäure aus dem Beikraut Ackerschachtelhalm auf die Pelle, gegen Speckschwartenglanz hilft Öl. Dafür eignen sich alle Öl-Arten mit einem hohen Linolsäuregehalt.
- Ein Grund für Akne kann auch ein Ungleichgewicht des Hautmikrobioms sein. Dann wuchern Hefepilze und Akne-Bakterien.
- Zu viel Waschen und grobe Peelings schaden der Haut und ruinieren den pH-Wert, was ein Grund dafür sein kann, dass die Haut nicht mehr bräunt.
- Auch die Kopfhaut leidet unter Stress: Niemals über 38 Grad Haare waschen und keine austrocknenden Shampoos verwenden!
- Eine entzündungshemmende Ernährung spielt ebenfalls eine große Rolle: Omega-3-Fettsäuren aus Chia- oder Leinsaat helfen dabei, die Haut ins Gleichgewicht zu bringen. Blaubeeren und Paprika sind Power-Lebensmittel, die Waldheidelbeere liefert Antioxidantien und Paprika Vitamin C, das die Kollagenproduktion unterstützt, Kamillentee wirkt beruhigend und entzündungshemmend.

V STRESS UND GRAUE HAARE

WENN MAN ÄRGER UND SORGEN AUF DEM KOPF SIEHT

Als ich mich 2015 von meinem ersten Ehemann getrennt habe, konnte ich nicht ahnen, was diese (zugegebenermaßen schwere) Entscheidung noch für unangenehme Folgen für mich haben würde. Eineinhalb Jahre, unzählige durchwachte Nächte, viel verlorenes Geld und peinliche Mediationstermine später hatte ich diesen Teil meines Lebens endlich abgehakt und hinter mir.

Am Tag der Scheidung feierte ich abends mit Freunden eine *Divorce*-Party in meinem Lieblingsrestaurant. Als alle anderen Gäste gegangen waren, backte mir der Koch sogar noch einen kleinen Scheidungs-Apfelkuchen. Drei Jahre musste ich jetzt noch zittern, bis die Frist endgültig rum war, in der der Ex noch mal alles hätte aufrollen können. Erst dann fiel mir wirklich ein Stein der Erleichterung vom Herzen. Man konnte es förmlich hören. Etwas anderes konnte man allerdings sehen ...

Ich war 39 und hatte gefühlt mit einem Schlag graue Haare bekommen. Am Oberkopf, an den Seiten und ein bisschen weniger am Hinterkopf färbten sich meine dunkelbraunen Strähnen am Ansatz immer mehr grau. Mein Opa mütterlicherseits war mit 35 schon weiß. Aber das musste ja nichts heißen. Schließlich habe ich ja noch mehr Gene mitbekommen. (Alles zum Thema Epigenetik finden Sie im Kapitel »Stress und Epigenetik« ab Seite 103.) Ich machte mich auf die Suche nach Informationen und Erklärungen.

Erst einmal ganz trocken: die Theorie. Die Farbe der Haare wird von den pigmentproduzierenden Melanozyten im Haarfollikel bestimmt. Sobald diese Pigmentzellen ihre Funktion einstellen (oder reduzieren), entstehen graue oder weiße Haare. Übermäßiger Alkoholkonsum, Rauchen, schlechte Ernährung, zu wenig Schlaf, Mikronährstoffmängel oder eben Stress sollen einige der Ursachen für verfrühtes Ergrauen sein.

Immer wieder liest man außerdem über den Zusammenhang zwischen dem plötzlichen Entfärben der Haare und einem Trauma. Die eineinhalb Jahre Kampf mit meinem Ex-Mann waren eine Dauerbelastung. Und das Ergebnis war sichtbar. Während ich dieses Buch schreibe, ist meine Französische Bulldogge Enna an einem Gehirntumor erkrankt. Ein Riesenschock für meinen Mann und mich. Wer ein Haustier hat, wird uns verstehen. Sie ist wie ein Kind mit Fell und vier Pfoten für uns und plötzlich bangen wir um ihr Leben. Dazu kommt ständiges nächtliches Aufstehen, weil Enna Kortison bekommt und dadurch nicht nur sehr viel trinkt, sondern alle zwei Stunden am Baum Pipi machen muss. In dieser Zeit stelle ich fest, dass sich der helle Ansatz auf meinem Kopf ausbreitet. Die Seiten werden heller, am Oberkopf leuchtet es mehr silbern als zuvor. Dass man praktisch über Nacht ergraut, ist allerdings ein Märchen, das aus der Zeit der Französischen Revolution herrührt. Königin Marie Antoinette soll im Oktober 1793 in der Nacht vor ihrer Enthauptung schlagartig schlohweiß geworden sein. Das geht tatsächlich nicht, denn der Teil des Haares, der schon aus dem Follikel gewachsen ist, kann die Farbe auf natürliche Art und Weise nicht mehr ändern.

Eine Studie der amerikanischen Columbia University aus dem Jahr 2021 bestätigt allerdings, dass Stress die Pigmente aus den Haaren verschwinden lassen kann. Und sie behauptet, die kehren wieder zurück, setzt die Entspannung erst einmal wieder ein. Ist bisher bei mir nicht passiert.

Aber zurück zur Scheidung: 2017 musste also schnelle Hilfe her. Ich war nicht bereit, mit nicht einmal 40 komplett auf meine Naturfarbe zu verzichten. Also los, in die Drogerie und rauf auf den Kopf mit der Chemiepaste. Das ging problemlos, sah gut aus, roch ein bisschen streng – und mir war schnell klar, dass das nicht meine Lösung sein konnte. Ein Blick ins Internet bestätigte meinen Verdacht: Eine gemeinsame Studie der Universität Macau und der ETH Zürich sowie anderen Forschungsstellen kam zu dem Schluss, dass es nach dem Gebrauch der chemischen Haarfarbe neben toxischen, lebensbedrohlichen Erkrankungen wie Pneumothorax (Lungenkollaps), Rhabdomyolyse (Muskelfasern zerfallen) oder Blutarmut als Folge einer Entzündungsreaktion in manchen Populationen zu erhöhten Raten an Krebserkrankungen kommen kann und das als ernsthaftes Gesundheitsrisiko weiter beobachtet werden muss. Das deutsche Bundesministerium für Risikobewertung sieht hier allerdings keinen Handlungsbedarf. Die Studie erklärt weiter: Färbt eine Frau einen Monat vor oder während der Schwangerschaft und in der Stillzeit ihre Haare mit chemischen Mitteln, dann steigt das Risiko für Leukämie, Gehirntumore und mediastinale Keimzellentumore beim Nachwuchs.

Resorcinol oder auch Resorcin (deklariert als Resorzin, Resorcin, Resorcinol, Resorcin Monoacetate, 3-Hydroxyphenylacetat, Hydroxyphenol 3, m-Dihydroxybenzene, Benzene-1,3-diol oder 1,3-Benzoldiol), das in vielen konventionellen Haarfärbemitteln enthalten ist, kann zum Beispiel zu Leber- und Nierenschäden, beim Einatmen zu Übelkeit, Schwindel und geistiger Verwirrung führen. Bei Hautkontakt können Rötungen, Schmerzen und andere allergische Reaktionen auftreten. Zudem besteht der Verdacht, dass Resorcinol zu Mutationen führen kann, also Chromosomen verändert. Ein Grund mehr, gerade in der Schwangerschaft und drumherum auf diese Farben zu verzichten, wenn nicht sogar prinzipiell.

Natürlich können auch pflanzliche Haarfärbemittel mit zum Beispiel p-Phenylendiamin (PPD) oder 2-Nitro-PPD verunreinigt sein und dadurch vermehrt zu Allergien führen. Und auch auf natürliche

Stoffe kann unser Immunsystem reagieren. Hier sollte man auf deutsche Hersteller achten und sich vor dem Kauf über Schwermetall- und andere Belastungen aufklären lassen. Viele Firmen haben Reinheitszertifikate, die sie Interessierten auf Anfrage zuschicken oder die auf ihrer Website zu finden sind.

Ich färbe also seit Jahren mit Naturhaarfarben: Zuerst benutze ich Henna – 20 bis 30 Minuten einwirken lassen. Dabei geht es mir nicht um den Rotton, den sieht man am Ende gar nicht, sondern durch diese Vorbehandlung hält der eigentliche Ton besser. Der ist bei mir Dunkelbraun, eine Mischung aus Indigo, Neem, Amla, Bhringaraj (falsches Gänseblümchen) und wieder Henna. Dauert noch mal eineinhalb Stunden. Deckt super meinen grauen Ansatz ab, macht das Haar widerstandsfähig und jede Frisur sitzt wie eine Eins. Ein paar Einschränkungen gibt es allerdings: Die Farbe hält nur, wenn man komplett auf Naturkosmetik bei Shampoos, Conditionern, Masken und Stylingprodukten umsteigt. Silikone, Parabene, Phtalate und Co. sorgen dafür, dass die stundenlange Färberei umsonst war und sich der schöne Ton schnell wieder rauswäscht.

Lieber als Übertünchen ist mir ja prinzipiell, an die Ursache ranzugehen und diese zu beheben. Dazu findet man beim Thema graue Haare unendlich viele Theorien in Frauenzeitschriften, Studien und im Internet. Wahrscheinlich gibt es auch nicht die eine Lösung. Aber ich stelle Ihnen die am logischsten und vielversprechendsten klingenden Ansätze hier einmal vor:

1. Der Körper braucht unterschiedliche Mikronährstoffe, um Melanine, die Farbpigmente im Haar, zu bilden. Dazu ist das Enzym Tyrosinase erforderlich, das aus Aminosäuren und Kupfer besteht. Zudem bildet es besagtes Melanin aus der Aminosäure L-Tyrosin. Und damit hätten wir schon mal zwei Hauptdarsteller für die Farbe im Haar: Kupfer (enthalten in Nüssen, Rinderleber, grünem Gemüse) und L-Tyrosin (in Fleisch, Lachs, Eiern, Kürbiskernen, Walnüssen). Letzteres wird zudem vom körpereigenen Wasserstoffperoxid attackiert

(siehe Punkt 2), was wiederum zu vermehrt grauen Haaren führt. Andere wichtige Mikronährstoffe sind Vitamin B12 und B5 (Pantothensäure, aktiviert wichtige Stoffwechselvorgänge in den Haarwurzeln). Biotin unterstützt die Neubildung der Haarwurzeln. Ohne Eisen sterben die Haarfollikel ab, weil Sauerstoff fehlt und die Versorgung der Haare mit Nährstoffen nachlässt. Dadurch werden sie brüchig, grau und fallen schneller aus. Das Spurenelement Zink schützt die pigmentbildenden Zellen vor oxidativem Stress. Dieser ist bekannt dafür, ein frühes Ergrauen zu begünstigen. Wenn man Kupfer als Supplement einnimmt, muss man auch immer auf eine ausreichende Zink-Versorgung achten. Und Kupfermangel kommt oft zusammen mit einer Eisenanämie und Schilddrüsenproblemen vor.

2. Weitere Mikronährstoffe, die unsere Haarfarbe unterstützen, sind Vitamin D3, Omega 3, Selen und Vitamin C.
3. Die Sache mit dem unter Punkt 1 angesprochenen Wasserstoffperoxid: Im Stoffwechsel des menschlichen Organismus werden laufend Stoffwechselabbauprodukte wie Wasserstoffperoxid produziert. Das schadet unseren Zellen. Laufen die Stoffwechselprozesse normal ab, neutralisiert das Enzym Katalase das Wasserstoffperoxid, indem es dieses in Wasser und Sauerstoff aufspaltet. Ist der Stoffwechsel jedoch gestört (durch Krankheiten, Medikamente, ungesunde Ernährung, Stress), ist er nicht in der Lage, Wasserstoffperoxid abzubauen. Man spricht hierbei von oxidativem Stress. Wasserstoffperoxid greift das Enzym Tyrosinase an, das sich so nicht mehr an der Produktion von Melanin beteiligen kann. In der Folge verfügt der Körper nicht mehr über ausreichend Tyrosinase in seiner eigentlichen Form, wodurch er auch kein Melanin mehr produzieren kann. Ein sichtbares Ergebnis dieser fatalen Prozesskette: graues Haar.
4. Was also tun? Mikronährstoffe, Aminosäuren wie L-Tyrosin und Antioxidantien (Vitamin E und C, OPC, Glutathion, Allicin aus Knoblauch, Astaxanthin) plus ein gesunder Lebensstil mit wenigen Genussgiften, viel Schlaf und Bewegung können helfen.

5. Auch die Schilddrüse kann schuld sein am fehlenden Melanin. Lassen Sie beim nächsten Arztbesuch TSH, fT3 und fT4 messen. Vielleicht sind Sie in einer Unterfunktion durch Jodmangel, Wechseljahre oder die Pille. Oder Sie haben gar die Autoimmunerkrankung Hashimoto Thyreoiditis. Sind Sie gut mit Schilddrüsenhormonen eingestellt, sollten die Pigmente wieder da sein. So die Theorie.
6. DHEA, unser Jugendlichkeitshormon, ist seit einigen Jahren im Fokus der Forschung. Ab dem 25. Lebensjahr lässt die körpereigene Produktion immer mehr nach, sodass man mit 80 gerade noch 20 Prozent der ursprünglichen Menge selbst herstellt. Heutzutage weiß man, dass DHEA uns vor manchen Krebserkrankungen, Depressionen, Muskelabbau, Diabetes, Arteriosklerose – und eben auch anderen Alterungserscheinungen wie grauen Haaren schützen kann. DHEA ist rezeptpflichtig, und man sollte beim Arzt testen lassen, wie der persönliche Wert im Blut ist und ob ein Mangel vorliegt. Bei uns Frauen kann eine Überdosierung zu Haarausfall (!), vermännlichenden Symptomen wie tiefer Stimme und Gesichtshaaren, vor allem am Kinn, führen. Das liegt daran, dass DHEA beim weiblichen Geschlecht unter anderem in Testosteron umgewandelt wird. Mehr zu DHEA lesen Sie im Kapitel »Stress und Hormone« ab Seite 41 sowie im Kapitel »Annas und Vanessas persönliche Anti-Stress-Tipps« ab Seite 207.
7. Schwarzer Sesam: Im Ayurveda und in der traditionellen chinesischen Medizin gilt der Bruder des bei uns eher bekannten hellen Sesams als Hausmittel gegen graue Haare. Er stärkt das Nieren- und Leber-Yin, und die enthaltenen schwefelhaltigen Aminosäuren Cystein, Methionin und Taurin wirken positiv bei der Kräftigung von gesunder Haut, festen Fingernägeln, dichten und von Natur aus gefärbten Haaren. Schwarzer Sesam wirkt zusätzlich antioxidativ, fängt somit freie Radikale ab und kann Zellen verjüngen. Zwei- bis dreimal pro Woche ein Esslöffel schwarzer Sesam aus dem Bioladen soll schon reichen für die Repigmentierung.

8. Der Vitalpilz Chaga aus dem hohen Norden gilt als das stärkste pflanzliche Antioxidans der Welt. Es hilft gegen Zellschäden und oxidativen Stress, die im Alter und bei falscher Lebensweise immer mehr zunehmen – und auch die Entstehung grauer Haare beschleunigen. Chaga kann man als Tee trinken, als Kapseln einnehmen oder als Haarwasser (enthält viel Melanin) täglich auf die Kopfhaut einmassieren und 30 Minuten einwirken lassen.

Zusammenfassung

- Haare entfärben sich in stressigen Zeiten oder wenn wir älter werden. Ob wir früh ergrauen oder später, kann auch genetisch bedingt sein.
- Laut Studien soll die Haarfarbe in Phasen der Entspannung wieder zurückkommen.
- Der Körper braucht Mikronährstoffe wie Kupfer, Selen, Eisen, Zink, B-Vitamine, Vitamin D3, Omega 3, Vitamin C und die Aminosäure L-Tyrosin, um Melanin zu bilden. Ein Mangel kann das verfrühte Ergrauen auslösen.
- Eine Schilddrüsenunterfunktion oder ein DHEA-Mangel können zusätzlich die Haare entfärben.
- Antioxidantien, eine gesunde Lebensweise ohne Genussgifte sowie schwarzer Sesam und der Vitalpilz Chaga können eine Repigmentierung der Haare unterstützen.
- Chemische Haarfarben stehen im Verdacht, Niere und Leber zu schädigen, Allergien auszulösen, krebserregend und erbgutschädigend zu sein sowie bei Föten Leukämie und Tumore auszulösen.
- Pflanzliche Haarfarben sind eine gute Alternative.

Ⓐ STRESS UND HORMONE

WAS TUN, WENN PROGESTERON UND ÖSTROGEN VERRUTSCHEN?

Ich erinnere mich noch genau an den Tag, an dem ich dachte: Es wird Zeit für Hormone!

Ich stand in der Küche, hatte gerade leider unpädagogisch herumgebrüllt, weil keiner mithelfen wollte, und fühlte mich wie eine erhitzte Qualle – leicht amorph, gestresst und die Jeans war irgendwie auch schon mal weiter. Bis Ende 30 hatte ich eigentlich nie Probleme mit meiner Figur, aber Abnehmen war neuerdings keine Sache mehr von etwas Low-carb-Abendbrot, sondern eher ein Vollzeitjob. Und meine Menstruation war so verlässlich wie die Deutsche Bahn. Das störte mich. Mein Mann und auch ich selbst erkannten mich häufig nicht mehr wieder, alles stresste mich. Ich begann zu recherchieren und saß bald bei einer sehr netten, sehr schlanken Rimkus-Expertin. »Bioidentische Hormone« klang großartig. Dabei handelt es sich um eine Hormonersatztherapie, bei der der Körper denkt: Kenn ich! Nehm ich! Weil das zugefügte Progesteron in seiner Molekülstruktur der Struktur des vom Körper selbst produzierten Progesterons entspricht.

Gynäkologe Volker Rimkus hat alles selbst in den 90ern angerührt, um uns Frauen zu helfen. Tolle Sache. Dafür hat er eine Idealspanne ermittelt, innerhalb derer sich die Hormone tummeln sollten. Klare Werte, klare Sache. Und die Neunziger sind ja wieder total »in« – okay, kleiner Spaß. Tatsächlich erkannte Rimkus in den 1990er-Jahren, dass synthetische Hormone bei Frauen gar nichts bringen, weil der Körper sie nicht erkennt. So quetschte er aus der Yamswurzel ein Extrakt aus Östradiol und Progesteron heraus, um beides in eine Kapsel zu pressen. Dazu kommen Olivenöl, meistens auch Kupfer, Zink und Vitamin D3. Die Dosis wird immer individuell an die Patientin angepasst und dann, wenn's gut läuft, vierteljährlich kontrolliert. *I'm in*, dachte ich.

Einziger Haken: Um herauszufinden, wo man hormonell steht, muss man an bestimmten Zyklustagen Blut abnehmen. Für Östrogen ist dies der erste bis dritte Zyklustag (wobei man es auch immer flexibel mitmachen kann), bei Progesteron der 21.–23. Nur war mein Zyklus ja außer Rand und Band wie ein junger Hund. Unpünktlich, mal ein paar Tröpfchen, mal ein Schwall, dass ich dachte, ich müsste verbluten. (Ja, wir sind ja unter uns. Männer und Teenies müssen stark sein, wenn sie dieses Kapitel lesen, sorry.)

Was also tun? Ich bin leider nicht wirklich diszipliniert in solchen Dingen, da ich mein ganzes Zeitmanagement schon in die Termine meiner Kinder, die Schule und unseren Tagesablauf investiere, sodass ich mich selbst dabei meistens vergesse. In diesem Fall eröffnete ich ein digitales Periodentagebuch, das darin bestand, mir selbst jedes Mal eine Mail zu schicken, in die ich das Datum jeder neuen Periode eintrug. »Regel« und »mäßig« war da zwar nichts, aber wir schafften es trotzdem, einen Durchschnitt zu ermitteln, Blut abzuzapfen und festzustellen: Das Progesteron war bei mir massiv im Rückbau. Eine große Überraschung war das zwar nicht, aber jetzt konnte meine Ärztin handeln und mir meine Rimkuskapseln anmischen lassen: Olivenöl plus 80 mg Progesteron sollte es werden. Östrogen war noch kein Thema. Es dauerte etwas, dann kam mein neues hormonelles Glück mit der Post aus der Spezialapotheke. Ich lagerte es stolz im Kühlschrank und wartete brav auf den richtigen Einnahmetag. Bei Progesteron ist es meistens der 12. Zyklustag, sprich Tag 12 ab Beginn der Periode. Dieser Tag kann aber je nach Zykluslänge variieren. Hat jemand einen 29-Tage-Zyklus, kann es beispielsweise auch der 15. Tag sein.

Da Ungeduld mein zweiter Vorname ist, startete ich pünktlich an Tag 12. Meine Dosierung war: morgens und abends je eine Kapsel. Dass es nicht optimal mit mir und Herrn Rimkus lief, merkte ich das erste Mal so gegen 13 Uhr, als ich versuchte, beim Mittagessen nicht einzuschlafen. Gegen 15.30 Uhr stand ein Playdate meiner Kinder an, und ich gähnte meine Freundin Ekaterini an, als wäre es morgens um 03.00 Uhr und wir kämen aus einem Club in Berlin-Mitte. Das war jetzt also mein neues superhormonelles Ich? Ich rief meine Ärztin an. Sie kannte das Problem bereits und empfahl die Einnahme nur noch abends. So weit, so gut.

Es vergingen ein paar Tage, es war Sommer und wir waren viel am Strand und im Garten. Irgendwann stellte ich fest: Ich schob nicht nur eine neue Wampe vor mir her, sondern mir war auch alles egal. Mein absoluter Tiefpunkt war ein sehr pflanzliches Mittagessen, das ich neu ausprobiert hatte. Es schmeckte niemandem, und ich ging aus der Küche und sagte nur: »Es ist mir völlig egal, ob euch das schmeckt oder nicht.« Und das meinte ich auch so.

Letzter Versuch: Das Zeug vaginal einverleiben, um den Leberkreislauf zu umgehen. Da mochte ich eigentlich schon gar nicht mehr. Der aufgetriebene Bauch blieb und nach ein paar Tagen beschloss ich: Herr Rimkus, das wird nichts mit uns. Matcht nicht. Leider.

Im Netz las ich noch ein paar Erfahrungsberichte, die reichten mir. Ein paar jubelten, andere hatten ebenfalls einen Blähbauch, Probleme mit dem Kupfer, Hitzewallungen und Gewichtszunahme. Alles möglich. Am Ende stand es fifty-fifty. Ich würde trotzdem empfehlen, es auszuprobieren, denn jeder Körper ist anders.

Ich war kurz ein bisschen down, dann kam Frau Blumhagen fröhlich um die Ecke und erzählte mir von Progestan. Ebenfalls bioidentisch. Vertrug sie super. Das wollte ich auch. Und tatsächlich: Mit diesem Progestan kam ich klar. Ich schlief auch viel besser. Ich war cooler. Beseelt googelte ich die Inhaltsstoffe: Neben dem Progesteron bestand die Kapsel aus Sonnenblumenöl, Gelatine, Glycerol und Titandioxid. Sprich: schlechte Fette, etwas Schwein und das giftige

Titandioxid, das sich gerne in Kosmetik reinmogelt und im Verdacht steht, krebserregend zu sein. Ernüchterung auf ganzer Linie! Denn das ist genau das, was wir eigentlich vermeiden wollen! Eine Alternative muss also her. Inzwischen steht ein reines Progesteron mit Olivenöl in meinem Kühlschrank – verschrieben von einem Ganzheitsarzt, der die richtige Apotheke kannte. Geht doch! So einen brauchen wir Frauen in unserem Leben. Ansonsten gilt: *Stay tuned.* Es ist nicht so einfach mit den Hormonen, aber sie wie ein Schießhund überwachen, lohnt sich immer.

Und eins ist mir klar geworden: Je besser wir unsere Körper verstehen, desto klüger können wir handeln. Denn wenn Stressgefühle durch Hormone, die aus dem Gleichgewicht geraten sind, ausgelöst werden, müssen wir etwas tun. Zum Beispiel das Wissen von Ärztin, Hormonexpertin und Autorin Dr. Susanne Esche-Belke anzapfen.

Was passiert in unserem Körper, wenn wir gestresst sind?

Eigentlich ist unser Körper ja ganz schön clever: Wenn wir Stress empfinden, ist ein Teil unseres Nervensystems aktiviert, der uns hilft, zu reagieren. Sprich: Die Herzfrequenz steigt, die Muskulatur wird fest, wir sind absolut fokussiert, die Lungen weiten sich, wir können sogar besser sehen, wir sind einfach im aktivierten Modus. Diese Möglichkeit der Energiegewinnung ist in unseren Genen implementiert, um das Überleben zu sichern. Früher war das super, um ganz schnell vor dem Mammut wegzusprinten oder wenn sich der Neandertaler von nebenan mit dem Nachbarstamm gekloppt hat. Heute geht es um Zeitdruck, Streit, Reizüberflutung. Das Problem: Wir haben schon Stress, wenn wir auf Insta scrollen oder sehen, dass uns jemand folgt oder nicht folgt. Und wir denken immer, wir müssten alles schaffen, was auf der To-do-Liste steht. Im Job oder als Mutter musst du die Bälle hochhalten. Uns stressen heute viel kleinere Trigger als früher, weil wir nicht mehr unterscheiden können, was wichtig und was unwichtig ist. Gefühle wahrzunehmen ist eben auch schwierig, wenn man im Autopilot-Modus unterwegs ist, und das sind die meisten.

Wie wirkt sich das auf unsere Hormone aus?

Wenn wir auf Alarm gepolt sind, dann werden die Botenstoffe Cortisol, Adrenalin und Noradrenalin ausgeschüttet. In dem Moment hat der Körper keine Ressourcen mehr für die Verdauung oder Fortpflanzung. Ist ja logisch: Wenn du vor dem Tiger wegrennst, flirtest du ja nicht gerade mit dem Typen vom Nachbarstamm. Die Libido brauchen wir da nicht, also werden alle Systeme heruntergefahren. Testosteron, Östrogen, Progesteron – alles wird weniger. Ein gutes Beispiel sind Spitzensportlerinnen, die häufig auch eine unregelmäßige Periode haben. Man darf nicht vergessen: Wir haben alte Körper im Sinne der Evolution. Unser Hormonsystem ist ein altes System, denn so schnell entwickelt sich die Epigenetik nicht.

Hinzu kommt der Faktor Alter. Eine junge Frau soll sich reproduzieren, da ist noch alles stabil und multitaskingfähig. Ende 30, Anfang 40 fehlt dann auch mal ein Eisprung, die Schilddrüse kommt in die Jahre und wird träger, weil die Leber nicht mehr so gut entgiftet, der Darm arbeitet nicht mehr so gut, die Organe werden einfach älter. Die Chinesen sprechen auch vom Lebenskonto.

Was macht der Stress mit unseren Hormonen?

Wenn unser Stress-System anspringt, bilden wir viel Cortisol, die Nebennieren sind sehr aktiv, der Parasympathikus wird gebremst. Und das gilt auch für viele Vorstufen unserer Hormone. Aus Cholesterin wird Pregnenolon gebildet, dieses Hormon nennt man auch die Mutter der Hormone, denn es ist die Vorläufersubstanz für alle anderen Geschlechtshormone. Und dann geht's los: Wir haben zu wenig Östrogen, zu wenig Progesteron und zu wenig Testosteron. Warum? Der Körper hat die Wahl, aus Pregnenolon entweder Progesteron oder Cortisol zu bilden, und wenn wir im Stress sind, entscheidet er sich leider für Cortisol, was ja auch logisch ist. Und so kann man früher, zum Beispiel schon Anfang/Mitte 30, in die Perimenopause (die erste hormonelle Umstellung Richtung Wechseljahre) rutschen. Da spielen natürlich auch noch andere Faktoren eine Rolle: Rauchen, emotionaler Stress, viel Druck, das spiegelt sich alles in den Hormonen wider. Stress kostet uns ganz einfach die Stabilität unserer Hormone.

Was rätst du allen gestressten Frauen?

Kein Körper funktioniert wie der andere. Aber wir können Muster erkennen. Ich weiß genau, wenn ich meine Frauen psychologisch befrage: Sind sie dünnhäutig? Heulen Sie schnell bei Kinofilmen? Oder wenn sich der Partner im Ton vergriffen hat? Wenn alle Emotionen einen Tick *too much* sind, die Liebe ganz groß, aber auch der Ärger, wenn man nicht mehr über sich lachen kann, dann ist das ein guter Indikator, um aufs Östrogen zu gucken. Auch aufs Progesteron und die Schilddrüse.

Ein anderer Indikator ist Trockenheit. Werden die Kontaktlinsen nicht mehr vertragen, werden die Augen schnell trocken bei Heizungsluft? Ist die Vagina trocken? Ja, das ist ein unliebsames Thema, aber wichtig. In dem Moment, wo die Schleimhaut im Bereich der Harnröhre dünner wird, sind weniger von den guten Döderlein-Bakterien vorhanden, die uns auch vor Infektionen schützen. Eine Folge sind ständige Blasenentzündungen, Atrophie, also Gewebeschwund an der Vagina, Schmerzen beim Sex oder Radfahren, die Libido nimmt ab. Dann arbeite ich gerne mit einer Estriol-Creme, um das Östrogen anzukurbeln. Ebenfalls ein Zeichen für Östrogenmangel sind Haut und Haare. Erstere verliert an Spannkraft, Zweitere fallen aus.

Wenn Progesteron fehlt, fehlt uns die psychische Balance: Wir schlafen schlecht, leiden unter Ängsten, sorgen uns übermäßig und sind angespannt wie Donald Duck unter der Gewitterwolke in Entenhausen. Dann können Progesteronkapseln Abhilfe schaffen, und wenn man sich auskennt und sich in einer sehr angespannten Phase befindet, kann man gerne auch mal zwei nehmen. Gleiches gilt fürs Östrogengel. Schwitze ich sehr stark, nehme ich diese Woche halt mal etwas mehr.

Was fehlt noch? Das Testosteron. Das gebe ich selten als reines Testosteron. Man kann es aber sehr gut als Creme anmischen. Wir haben übrigens viel mehr Testosteron im Körper als Östrogen. Das muss man sich mal auf der Zunge zergehen lassen. Aber 100-mal weniger als ein Mann. Deshalb ist es einfach falsch, dass Testosteron in unserem Körper keine Rolle spielt. Es ist sogar total wichtig für uns! Es hält die Knochen gesund, die Libido in Schuss und hilft beim Muskelaufbau. Frauen ohne Testosteron verfetten, sie verlieren ihre Muskeln. Ich will keine Schubladen aufmachen, aber man muss es einfach sagen: Testosteron macht mit unserer Psyche etwas, was dieser männliche Grip ist, einen Plan verfolgen, zielorientiert sein. Wenn es schwerfällt, sich zu fokussieren, wenn man nichts mehr auf die Reihe kriegt, dann gebe ich gerne DHEA, eine Vorstufe des Testosterons. Dann kann sich der Körper selbst überlegen, was er daraus bilden möchte.

Was kann man machen?

Am besten einfach einen Bluttest machen. Ein Speicheltest ist auch wirksam, weil man freie Hormone misst, aber ich finde den Bluttest am besten. Und man muss sich als Patientin auch ein bisschen vorbereiten und seine Frauenärztin konkret um diese Tests bitten. Viele kennen sich leider auch nicht aus. Aber dann kann man ja eine Kollegin empfehlen, denn Hormone sind ein fachübergreifendes Thema. Es wäre wichtig, dass die einzelnen Fachrichtungen zusammenarbeiten. Und dann würde ich darum bitten, dass das Progesteron bestimmt wird, weil es wichtig ist für die innere Ausgeglichenheit und den Schlaf; sagen Sie, dass Sie wissen möchten, ob die Hormone im Lot sind, weil sie große Auswirkungen auf die Stimmung haben. Progesteron und Östrogen sind am wichtigsten, Testosteron und DHEA würde ich auch mitbestimmen. Wenn man noch sehr jung ist, sind FSH – das follikelstimulierende Hormon – und LH auch interessant. Dann kann man gucken, ob man in den vorzeitigen Wechseljahren ist.

Und wenn man dann mit Hormonen startet, nach drei (bei Östrogen-Gabe) bis sechs Monaten zur Kontrolle gehen. Wenn man sich nicht wohlfühlt, natürlich früher. Danach dann einmal im Jahr.

Man hört ja auch immer wieder Stimmen, die sagen, Hormone wären gefährlich ...
Ja, es gibt aktuell 170 frische Studien, die das Gegenteil sagen. Und dann haben wir die bekannte WHI-Studie von 2002: Den Probandinnen, Frauen Ende 60, wurden alte Hormontherapien gegeben. Östrogene aus dem Urin trächtiger Stuten und das Progesteron war synthetisch. Und dann hat man gesehen, dass diese Frauen häufiger Brustkrebs und Herz-Kreislauf-Ereignisse bekommen haben, was in diesem Alter ohnehin vermehrt vorkommt. Die Autoren dieser Studie haben sich letztendlich entschuldigt und ihre Ergebnisse zurückgenommen. Aber vergessen wurden sie nicht.

Man darf auch eins nicht vergessen: Es gibt ein *Window of opportunity* – ein Zeitfenster bis Ende 50. Wenn eine Frau zu spät Hormone nimmt, sind die Gefäßwände nicht mehr so schön geschmiert durch den Mangel an Östrogen. Und dann ist es zu spät. Niedrige Dosen erhalten die Gesundheit.

Was gibt es sonst noch zu beachten?
In den meisten Fällen ist Progesteron der absolute Gamechanger bei vielen Frauen.

Wenn die ersten Schlafstörungen und Stressanzeichen kommen, dann ist Progesteron häufig ein unterrepräsentatives Hormon. Und man muss wissen: Progesteron ist viel mehr als nur Gebärmutterschutz. Auch wenn man keine mehr hat, ist das Hormon essenziell. Es entspannt uns, ist schlaffördernd, wirkt natürlich entzündungshemmend, reguliert zusammen mit Östrogenen den Zyklus und hemmt den Abbau von Gewebe, was bedeutet, wir altern langsamer.

Ebenfalls ganz wichtig: Wenn man Östrogen nimmt, sollte das Progesteron auf keinen Fall geschmiert werden. Dann wissen wir nämlich nicht, wie die Progesteronspiegel sind. Deshalb muss in dem Fall das Östrogen geschluckt werden, damit ausreichend hohe Blutspiegel aufgebaut werden.

Die Perimenopause-Frau dagegen, die unter PMS leidet, starke Blutungen hat, nicht schlafen kann, die kann sich eine Progesteronsalbe holen und ausprobieren.

Junge Frauen, vor allem mit Hashimoto, können sich auch gerne etwas davon auf die Schilddrüse schmieren. Damit kann man nichts falsch machen.

Generell gilt: Wir können uns viel von den französischen Frauen abgucken. Die nehmen schon immer bioidentische Hormone, sind schlank und haben eine gesunde Libido.

Zusammenfassung

- Durch Stress werden Testosteron, Östrogen, Progesteron weniger, was wir Frauen mit zunehmendem Alter nicht mehr so gut kompensieren können.
- Im Stress bildet der Körper aus Pregnenolon lieber Cortisol anstelle von entspannendem Progesteron. So kann man früher als nötig, Anfang/Mitte 30, in die Perimenopause rutschen.
- Wenn Sie dünnhäutig sind, unter Trockenheit (Augen und Vagina), Gewebeschwund an der Vagina und Blasenentzündungen leiden, alle Emotionen einen Tick drüber sind, die Haut an Spannkraft verliert und die Haare ausfallen, kann das ein Indikator für fehlendes Östrogen sein. Auch das Progesteron und die Schilddrüse im Auge behalten und mitbestimmen!
- Wenn Progesteron fehlt, fehlt uns die psychische Balance: Wir schlafen schlecht, leiden unter Ängsten, sorgen uns übermäßig und sind angespannt.
- Testosteron hält die Knochen gesund, die Libido in Schuss und hilft beim Muskelaufbau. Frauen ohne Testosteron verfetten, sie verlieren ihre Muskeln. Testosteron unterstützt auch unsere Psyche und hilft uns, unsere Pläne zielorientiert verfolgen zu können.

- Wenn das Fokussieren schwerfällt, kann DHEA, eine Vorstufe vom Testosteron, in Form von Kapseln helfen.
- Einfachste Hilfe: durch einen Blut- oder Speicheltest Progesteron und Östrogen, Testosteron und DHEA bestimmen lassen. Wer noch sehr jung ist, lässt auch FSH und LH bestimmen. Dann kann man erkennen, ob man in den vorzeitigen Wechseljahren ist.
- Wichtig: Progesteronschmieren ist nicht erlaubt, wenn man auch Östrogen nimmt, weil man sonst nicht die Progesteronspiegel kontrollieren kann. Deshalb muss in dem Fall das Östrogen geschluckt werden. Einer Frau in der Perimenopause dagegen, die unter PMS leidet, starke Blutungen und Schlafstörungen hat, kann eine Progesteronsalbe eventuell helfen.
- Es gibt ein *Window of opportunity* – ein Zeitfenster bis Ende 50 –, weil geschmierte Gefäßwände Voraussetzung für die Einnahme von Hormonen sind.

(A) STRESS UND KOPFSCHMERZEN

WIESO HABEN WIR FIFTY SHADES OF »MIGRÄNE«?

Kopfschmerzen sind nicht gleich Kopfschmerzen. Das weiß jede Frau, spätestens wenn sich die Hormone verschieben. Ich erinnere mich noch daran, als ich plötzlich nach der Geburt von Kind 1 immer Migräne während meiner Periode hatte. *Welcome to hell!* Ich musste mich tatsächlich hinlegen, das Schlafzimmer abdunkeln, selbst zwei Tabletten reichten nicht. Diese Schmerzen waren viel schlimmer als jene, die ich hatte, als ich mich verrenkt hatte, den Kopf nicht mehr richtig drehen konnte und es ein Ruckeln meines Vaters (keine Angst, er ist Orthopäde) bedurfte, damit der Schmerz augenblicklich wegflog wie die Mondrakete 1969. Das Interessante war, dass die Kopfschmerzen nach Kind 2 nicht mehr wiederkamen. Ich hatte aber auch ordentlich Blutbilder machen lassen und Mikronährstoffe aufgefüllt.

Dafür wurde ich ein Kandidat für Wetterumschwünge und hatte mit Temperaturschwankungen zu kämpfen. Sobald es um zehn Grad wärmer oder kälter wurde, zog sich im Nacken alles zusammen und der Schädel brummte. Stress spielte dabei bestimmt auch eine Rolle. Verrückterweise war ein neues orthopädisches Kissen der Gamechanger, was ich nie für möglich gehalten hätte. Auch meine Schwiegermutter Karin hat diese Erfahrung gemacht, nachdem ich sie in den Sanitätsfachhandel gequatscht, gezerrt und geschoben habe. Jetzt nimmt sie ihr Kissen immer mit – genau wie mein Mann und ich, wenn wir in Hotels schlafen. Hätten Sie mir vor Jahren erzählt, ich werde ein Kissen-Mitschlepper, ich hätte Ihnen einen Vogel gezeigt!

Interessant fand ich die Tatsache, dass Kopfschmerzen offenbar verschiedenste Ursachen haben können und deshalb das Patentrezept meiner Mutter in den 90ern »Nimm eine Thomapyrin oder am besten gleich zwei!« vielleicht nicht die Lösung sein konnte. Selbst wenn die Schmerzen sich verziehen, ruinieren wir ja im gleichen Atemzug unsere Leber, die den Mist wieder abbauen muss, doch das eigentliche Problem haben wir noch immer nicht behoben. Trotzdem schmeißt man in unserer Gesellschaft nur zu gerne einfach eine Tablette ein, was ich durchaus verstehen kann als Mutter von drei Kindern mit vier Tagesabläufen. Deshalb sollte das neue Ziel sein: gar nicht erst Kopfweh bekommen!

In der klassischen Medizin unterscheidet man übrigens zwischen primären und sekundären Kopfschmerzen. Erstere spielen im Theaterstück unseres Lebens quasi die Hauptrolle und werden besetzt von Spannungskopfschmerzen (häufigste Form, die sich wie Druck oder Enge im gesamten Kopf anfühlt), Migräne (heftig pulsierende, meist einseitige Schmerzen, die Übelkeit und Lichtempfindlichkeit hervorrufen können) und Clusterkopfschmerzen (sehr intensiv, in Episoden auftretende Kopfschmerzen).

Dann gibt es quasi die Nebendarstellerkopfschmerzen, die Folge einer anderen Erkrankung, wie etwa Bluthochdruck oder eines Infekts, oder eine Nebenwirkung eines Medikaments sein können. Denen rückt man natürlich nur auf die Pelle, wenn man mal seinen Giftschrank durchgeht und sich überlegt, was man sonst noch so einwirft oder ob man gerade eine Infektion durchmacht. Aber auch da gibt es ein paar Ursachen, auf die man erst mal kommen muss. Nach meinen bisherigen Erfahrungen möchte ich fast behaupten: Kopfschmerzen sind fast immer Nebendarsteller. Das mag jetzt der eine oder andere Schulmediziner für eine gewagte These halten (darf er auch), aber dann freue ich mich auch auf eine sinnvolle Widerlegung, abzulegen in meinem E-Mail-Postfach.

Gleich folgt noch das augenöffnende Interview mit Chiropraktiker Daniel Sentker, aber kommen wir erst einmal zu den Gründen fürs Kopfchaos:

1. Sehr häufiger Grund: Histamin! Laut dem Bundesministerium für Bildung und Forschung leiden in Deutschland nämlich mehr als zwei Millionen Menschen an einer Histaminunverträglichkeit – und wissen es nicht einmal! Fragen sie gerne Frau Blumhagens Mama, die sich übergeben muss, wenn sie zu viel Stress hatte oder Rotwein, Erdbeeren, Tomaten oder geräucherten Fisch gegessen hat. Das kann vererbt sein. Man kann aber auch die falsche Bakterienkultur im Darm aufgebaut haben und schon ist man Teil der Community. Und das ist noch die tollste Variante, dann werden sie das Problem nämlich auch wieder los. Wenn Sie herausfinden wollen, ob Sie deshalb Kopfschmerzen haben, müssen Sie einen Blut- und Stuhltest machen. Und nicht verzagen, Sie können sich aufbauen mit Vitalpilzen, Mikronährstoffen, Entgiftung und neuen Routinen. Näheres finden Sie in unserem Buch Gesund, stark, schön. Und dann heißt es: tschüs, Kopfschmerzen!
2. Hormone! Eigentlich sind wir Frauen richtige Kopfschmerzopfer! Nicht umsonst haben wir dreimal häufiger Migräne als die Männer. Gemein! Denn unsere Hormonspiegel schwanken grundsätzlich und dann kommen ja noch so wunderbare Zustände hinzu wie Schwangerschaft, Perimenopause, Menopause oder einfach die generelle Zyklusabhängigkeit jeden Monat. Wenn der Östrogenspiegel zu Beginn der Menstruation absinkt, kommt es nämlich bei Migränepatientinnen zu einer verstärkten Freisetzung des Entzündungsbotenstoffs CGRP (Calcitonin Gene-Related Peptide) im Gehirn. Dieser kleine Mistkäfer erweitert die Blutgefäße stark und löst eine Entzündungsreaktion aus, die zu den starken Kopfschmerzen bei Migräne beiträgt. Auch hier kann man mit Mikronährstoffen

(Omega-3-Fettsäuren, Magnesium und Q10) arbeiten und sexy Kräuter wie Mutterkraut, Pestwurz, Ingwer, Melisse und Kurkuma in Kapsel- oder Teeform einnehmen. Natürlich gilt es, grundsätzlich an der Entspannung zu arbeiten.

3. Nackenprobleme! Da steht mein Name drauf! Warum ich, die Orthopäden-Tochter, so ein Kandidat dafür bin? Weiß ich auch nicht. Vielleicht war es unser Autounfall vor fünf Jahren, als uns ein Wahnsinniger, der auf einer vierspurigen Straße in HH spontan einen langsamen U-Turn machte, in die Seite geknallt ist. Vielleicht war Drei-Babys-Tragen etwas zu viel für meinen Rücken. Andere sind mal vom Wickeltisch gefallen und wissen es nicht mal. All das kann Spätfolgen haben, selbst wenn wir uns an keinen Schmerz erinnern können, weil wir einfach gestaucht, gedrückt, geprellt oder innen ein bisschen deformiert wurden. Selbst Herzrasen und Zähneknirschen kann daraus resultieren, was wiederum zu Kopfschmerzen führen kann. Um das herauszufinden, müssen Sie natürlich zum Fachmann gehen, den Zahnarzt besuchen, eventuell ein CT und ein MRT der Halswirbelsäule machen.
4. Sehr typischer Grund: Stress und innere Unruhe! Denn was machen wir bei Stress? Wir gehen in eine Abwehrhaltung. Vielleicht auch, um uns schnell verteidigen zu können, was ja in unserer Zeit gar nicht mehr körperlich erforderlich ist. Dennoch machen wir uns krumm, schützen uns, atmen flacher – Sie kennen ja die Nummer. Die sogenannte perikranielle Muskulatur (Nacken, Hinterkopf, Kaumuskeln, Gesichtsmuskeln) wird überbeansprucht und schon haben wir den Salat.
5. Fehlatmung! Sie kann durch Stress entstehen, aber auch durch falsches Atmen an sich. Was meinen Sie, warum sich Super-Fußballer Erling Haaland den Mund zuklebt? Nein, das müssen Sie nicht nachmachen, aber achten Sie einmal auf Ihren Atem und lernen Sie zur Not bei einem Profi richtig atmen. Ich komme dann mit. Bin leider auch ein Flachatmer, vor allem in Stresssituationen.

6. Einseitige Belastung der Rückenmuskulatur! Wer hebt, dreht oder sportelt schon immer vorbildlich? Eben. Auch das kann ein Grund für Kopfweh sein. Bei mir hat Pilates durch eine falsche Ausführung einiges blockiert – schön blöd. Bleiben Sie wachsam!
7. Starkes Aufeinanderpressen der Zähne! Fachleute nennen dies Bruxismus. Es ist irre, was unser Mund alles mit uns anstellen kann! Kiefergelenks- und Schluckdysfunktionen können Kopfweh auslösen, sogar falsche Füllungen und auch Biss-Dysfunktionen, wenn sie falsch zubeißen.
8. Überanstrengte Augen! Ja, Sie haben richtig gelesen. Ich war auch baff. Selbst die Guckis können unseren Kopf schmerzen lassen.
9. Und last, but not least: psychische Faktoren wie Depressionen und Hyperaktivität! Der Fachausdruck lautet: Dauersensibilisierung im muskulär-faszialen Gewebe, soll heißen: Die Schmerzwahrnehmung wird verstärkt. Aber bevor Sie sich als Depressionskandidat fühlen, raten wir Ihnen, erst mal von innen mithilfe von *Gesund, stark, schön* aufzuräumen. Wenn es Ihnen dann noch schlecht geht, richten Sie ihr Augenmerk gern auf Ihre Psyche.

Einer, der sich bestens mit Kopfschmerzen auskennt, ist Daniel Sentker, studierter Chiropraktiker, Biohacker, Lichtexperte und Kopf hinter dem Unternehmen Lichtblock.

Welche Erfahrungen hast du mit Kopfschmerz-Patienten gemacht?
98 Prozent der Kopfschmerzen sind tatsächlich sekundäre Kopfschmerzen. Ausnahmen sind natürlich Traumata und Autounfälle, aber das ist seltener. Es gibt für Spannungskopfschmerzen im Prinzip drei Ansatzpunkte: hormonell, stoffwechsel- oder strukturbedingt. Sehr typisch sind Schmerzen im Muskel, im Kopflängsbereich oder im Kiefer, wenn Menschen gestresst sind. Die Kiefermuskel sind die ersten, die zumachen und hochstrahlen. Es gibt ganz klassische Triggerpunkte und man spricht dann auch von *referred pain*, der Ausstrahlung der Verhärtung im Muskel an andere Stellen des Körpers.

Super. Und ich habe immer schön Tabletten eingeworfen. Das war ja eher kontraproduktiv.

Na ja, am Ende ist es ein Stressproblem. Grundsätzlich geht der Körper in eine Verteidigungshaltung, wie ein Boxer, der seine Organe schützen will. Wir spannen uns an, ballen die Fäuste. Das passiert bei vielen Leuten in der heutigen Zeit nur leider dauerhaft im Alltag. Das Nervensystem fühlt sich unsicher durch Zeitdruck, Überreizung und Beziehungsstress. Das hat per se nichts mit dem Muskel zu tun, sondern damit, dass das ganze Nervensystem in Alarmbereitschaft hochfährt. Ein Indikator ist dann zum Beispiel der Trapezmuskel, der bei vielen Patienten dann sehr schmerzhaft ist und auch ausstrahlt. Interessant ist, dass das schon anfängt, wenn wir auf einem Stuhl sitzen und ins Handy schauen. Schon allein diese Position, wenn der Kopf nach vorne wandert, ist wie bei einem Boxer und verstärkt den Stress! Die Atmung wird dabei schon eingeschränkt und allein dadurch verhärten sich bereits die Muskeln. Was sagt uns das? Muskelmassieren ist nicht die Lösung, unsere Haltung ist es. Wir müssen raus aus der dauerhaften Kampf- und Fluchtposition. Dazu gibt es auch sehr viele Studien: Wenn sich die Halswirbelsäule verändert, dann kommt es zu vielen Dysfunktionen. Und eine davon können Kopfschmerzen sein.

Dann müssen wir also an unserer Haltung arbeiten?

Unbedingt! Wir müssen wieder mehr in Bewegung kommen: tanzen, klettern, Nordic Walking, das tut uns gut. Nicht Bankdrücken im Kunstlicht. Wir müssen in die Streckung kommen in aufrechter Haltung. Du musst dir das so vorstellen: Dein Gehirn ist abhängig von dem sensorischen Input von Muskeln und Gelenken, gerade durch die Bewegung der Wirbelsäule. Wenn wir uns weniger bewegen, fehlt uns dieser Input. Das führt dazu, dass das Gehirn die Muskelspannung erhöht, was das Risiko für Schmerzen natürlich steigert. Das ist auch der Grund, warum Menschen im Krankenhaus so schnell an Muskeln abnehmen und degenerieren. Es ist einfach keine Bewegung da. Einfach gesagt: Je mehr wir uns komplex bewegen, desto entspannter und regulierter sind wir.

Okay, was ist die Erste Hilfe, wenn das Kind schon in den Brunnen gefallen ist und alles wehtut?

Erste Hilfe wäre in meinen Augen externe manuelle Therapie, die unter anderem an der Halswirbelsäule ansetzt. Und, nein, damit meine ich jetzt nicht, Blockaden einzurenken. Die Idee ist, einen besseren sensorischen Input über Muskeln und Gelenke zu erzeugen und somit dem Gehirn wieder mehr Informationen zu geben, was dann zu Entspannung führt. Da kann man zum Chiropraktiker, zum Osteopathen oder zum Physiotherapeuten gehen, wenn er darauf spezialisiert ist. Sehr hilfreich wäre natürlich, die Haltung zu verändern. Kurzfristig helfen auch Elektrolyte und Rotlicht, um die Mikrozirkulation zu verbessern. Die modernen Lösungsansätze sind auch, eine Veränderung an der Atmung und moderne Lichttherapie, die wir auf den Muskel richten.

Selbst die alte Rotlichtlampe von Oma kann helfen. Außerdem würde ich Kalium, Natrium, Magnesium und Theanin zu mir nehmen. *Key* ist auch, besser hydriert zu sein, denn wir leben einen ziemlich dehydrierten Lebensstil, und das führt eben auch dazu, dass sich Muskeln verhärten. Und damit meine ich nicht, dass du zu wenig Wasser trinkst, sondern dass der Körper, die Zelle, die Mitochondrien in einem Nährstoffmangelzustand leben.

Und was wir nicht vergessen dürfen: immer auf externe Faktoren achten! Es gibt Menschen, die Bluetooth-Kopfhörer nutzen und danach Muskelprobleme haben. Mal davon abgesehen, dass die gar nicht gut sind, ist das eine individuelle Komponente.

Und wenn du abhängig von deinem Kopfkissen bist, dann ist auch irgendwas im Gange. Früher haben wir auf Bambusmatten oder Stroh geschlafen, und das war kein Problem. Da musst du dranbleiben. Ich hatte mal einen Banker als Patienten, der hatte krasse Kopfschmerzattacken. Er wohnte in einer Dachgeschosswohnung, war gerade umgezogen. Und die Kopfschmerzen hörten einfach nicht auf. Also hat er einen Experten geholt und der zeigte ihm den zehn Meter entfernten Mobilfunkmast. Er ist dann noch einmal umgezogen. Es können also auch externe Faktoren sein, die Kopfschmerzen auslösen: Belastungen der

Luft, ausgasende Chemikalien aus Matratzen oder Compound-Drucker in Bürogebäuden. Zusätzlich können natürlich auch Lebensstilfaktoren wie übermäßiger Nikotin- oder Alkoholkonsum als Trigger wirken, aber das sollte jedem klar sein.

Was auch noch helfen kann

1. Mein Liebling: Gewürznelken kauen

Ist mein neuster Lieblingshack: Gewürznelken kauen. Das mache ich zwar eher mal für meine Zähne, aber es ist auch super für den Darm und bei Kopfweh. Und sie stehen ohnehin in meinem Gewürzschrank. Bio ist natürlich ein Must. Die getrockneten Blütenknospen des Nelkenbaums enthalten ätherische Öle, vor allem den sekundären Pflanzenstoff Eugenol. Kauen Sie ein bis zwei Gewürznelken langsam zu einem Brei, den Sie wieder ausspucken – herunterschlucken geht auch, ich mache das, denken Sie an mich! Geteiltes Leid ist halbes Leid. Geschmack: Intensiv, scharf, aber »leider geil«, wenn man Schmerzen hat.
Gewürznelken können übrigens nicht nur Kopfschmerzen vertreiben, sondern gelten als Antioxidans, schützten also unsere Zellen vor freien Radikalen und wirken antibakteriell.

2. Espresso mit Zitrone

Statt Zucker kommt ein Schuss frisch gepresster Zitronensaft in den Espresso, Kaffee oder schwarzen Tee. Nach einer halben Stunde können die Kopfschmerzen verschwunden sein. Koffein und Vitamin C erweitern die Gefäße, was nachweislich Kopfschmerzen lindert. Das ist nur dann keine gute Idee, wenn man Koffein ja ohnehin meiden wollte, was wir ja immer empfehlen. Allerdings finden wir auch: Im Notfall lieber mal Kaffee reinschütten statt Chemie, wenn es Sie zu sehr pressiert.

3. Oregano als Tee, Gewürz – oder auf der Pizza

Wer Oregano mag, kann einfach ein Butterbrot mit dem Pizzagewürz bestreuen, Oregano-Pizza machen und schön kauen – oder aus getrockneten Oreganoblättern einen Tee herstellen. Die ätherischen Öle sind voller Phenole, die Schmerz bekämpfen und Verspannungen lösen können.

4. Pfefferminzöl-Massage

Schläfenmassage! (Mache ich gerne mit Tigerbalm, allerdings muss man dabei vorsichtig sein. Nicht in die Augen oder Kinderhände gelangen lassen und auf keinen Fall in die Wanne steigen damit, das ist höchst unangenehm!) Normales Pfefferminzöl tut es ja auch: Menthol und Menthon können die Botenstoffe Serotonin und Substanz-P hemmen, die bei der Entstehung von Kopfschmerzen eine wichtige Rolle spielen. Sogar Schmerzkliniken arbeiten mit Pfefferminzöl bei Spannungskopfweh.

5. Wasser mit hohem Natriumgehalt trinken

Oft ist einfach nur Wasser- und Salzmangel Ursache der Kopfschmerzen. Sie wissen ja: dehydrierte Gesellschaft und so! Probieren Sie es mal mit einem Glas natriumreichen Wasser. Vanessa und ich nehmen auch gerne vorab mit Kalium und Natrium angereichertes Salz. Oft verschwinden die Kopfschmerzen dann innerhalb von Minuten. (Generell gilt: Flüssigkeit ist gut. Auch Tees mit Weidenrinde, Wacholder und Ingwer können Abhilfe schaffen.)

6. Raus aus der Bude!

Gehen Sie spazieren, walken. Hauptsache in die Bewegung kommen! Nicht zu heftig, wir wollen nicht Pamela Reif werden, nur das Kopfautsch loswerden. *Enjoy!*

7. Hallo, Magnesium!

Migräne kann auch oft mit einem Magnesiummangel assoziiert sein: Holen Sie sich also ein Magnesium, das möglichst viele aufeinander abgestimmte Verbindungen beinhaltet, damit es vom Körper auch aufgenommen wird, und probieren Sie es einmal aus. Parallel Zucker und zu viele Kohlenhydrate meiden, denn auch die können Kopfschmerzen hervorrufen. *Good luck!*

ZUSAMMENFASSUNG

- Kopfschmerzen entstehen aus verschiedenen Gründen: Hormone in Schieflage können sie auslösen, genauso wie Blockaden, Stress oder sogar ein schlechtes Kopfkissen.
- Es gibt primäre und sekundäre Kopfschmerzen. Primäre sind: Spannungs- und Clusterkopfschmerzen und Migräne, sekundäre sind Nebenwirkungen, die durch ein anderes Problem ausgelöst werden, und in 98 Prozent der Fälle der Grund für den Schmerz.
- Gründe für sekundäre Kopfschmerzen sind Histaminprobleme, Hormone, Nackenprobleme, Stress, Fehlatmung, Zähneknirschen, überanstrengte Augen und psychische Faktoren.
- In Stressphasen beginnen die Kopfschmerzen häufig beim Kiefer, der dichtmacht, und dann hochstrahlt.
- Stress setzt unser Nervensystem in Alarmbereitschaft und unser Nacken verhärtet sich. Die Verspannung blockiert den Vagusnerv, der wiederum für unsere Entspannung zuständig ist, und dann tut es weh.
- Auch die Kopfhaltung, die wir einnehmen, wenn wir aufs Handy schauen, kann zu Kopfschmerzen führen.
- Bewegung ist der Schlüssel: walken, tanzen, klettern – am besten an der frischen Luft.
- Erste Hilfe: manuelle Therapie beim Physiotherapeuten, Rotlicht, bewusste Atmung, Mikronährstoffe auffüllen, viel trinken.
- Problematische Faktoren am besten eliminieren: Bluetooth-Kopfhörer, Strahlung durch externe Quellen, Schadstoffe.

Ⓐ STRESS UND ALLERGIEN

WIE SIE IHRE MASTZELLEN AN DIE KETTE LEGEN

Ich war immer ziemlich froh, dass mir Frühblüher, Pollen und Co. nichts anhaben konnten. Die Allergiker in meiner Familie schnieften sich meine ganze Kindheit lang einen zurecht – mich interessierte das nicht. Dann ging ich zum Fernsehen und mein Leben änderte sich. Zwei Jahre hatte ich mich auf mein Volontariat gefreut, denn so lange lag der Vertrag bereits schon nach einem Castingmarathon in meinem Schreibtisch. Einziges Problem: Mein Chef hatte mich schon wieder vergessen und andere telegene Mitzwanzigerinnen eingestellt und so war ich eigentlich überflüssig. Die Folge: Man wollte mich in der Probezeit eigentlich nur noch loswerden. »Sie bekommen jeden Tag eine neue journalistische Aufgabe, und wenn Sie daran scheitern, sind Sie entlassen.« *Enjoy!* Der Haken an der Sache war: Ich konnte ja noch nichts. Ich wollte das Fernsehenmachen erst noch lernen. Innerhalb einer Woche sollte ich einen Fernsehbeitrag allein umsetzen – ohne Kenntnisse, was ich dafür inhaltlich brauche, wie ich das Ganze organisiere und wie man schneidet und textet.

Aus heutiger Sicht, als alter Fernsehhase, der wirklich alles gemacht hat, muss ich sagen: Mieser geht es eigentlich nicht. Heute würde man mit dem Finger auf den Mann zeigen und sich einen Anwalt nehmen. 2004 nicht. Der Stress war der größte, den ich in meinen Zwanzigern je erleben sollte. Zum Glück hatte ich ein paar wirklich nette Kollegen, die sahen, wie sehr ich kämpfte, und die mir halfen, wofür ich heute noch dankbar bin. In dieser Zeit lächelte ich den Stress einfach weg. Ich träumte zwar jede Nacht, dass mein Chef hinter mir stehen und mich erschießen würde, aber das sah mir ja keiner an. Ich war freundlich, sogar lustig – und in mir ging meine Schilddrüse flöten. Ich vertrug keine Lebensmittel mehr und hatte plötzlich aus dem Nichts Todesängste am helllichten Tag. Nach jeder Mahlzeit bekam ich mit zeitlichem Abstand eine Wampe und quälte mich mit Schmerzen herum. Sollte das eine Allergie sein? Ich machte Sport bis zum Abwinken, weil ich dachte, ich würde dick werden, was natürlich gar nicht der Fall war, und warf Buscopan plus ein wie andere Smarties. Einen anderen Ansatzpunkt hatte ich mit 24 nicht und auch gar keinen Drive. Die Zeit war nicht reif.

Essen und Lebensmittel wurden langsam ein Problem, nur Gemüse ging ganz gut. Irgendwann kam ich auf den Trichter, nur noch im Reformhaus einzukaufen, Zucker und Weizen zu meiden, Kohlenhydrate zu trennen. Das war ganz klar ein Schritt in die richtige Richtung. Parallel ging ich zu einem Psychologen, weil ich schon dachte, ich wäre psychisch neben der Spur, weil der Stress so groß war. Ich landete bei einem Mann in Hamburg, dessen Namen ich nicht mehr weiß, aber der großartig war und mir Folgendes erklärte: »Sie sind völlig normal. Ihr Chef ist es nicht. Mit so einem müssen Sie nur lernen umzugehen, dann ist alles wieder gut. Der will nur spielen und dass sie ihm die Stirn bieten.« Er erklärte mir also die Persönlichkeit meines Vorgesetzten in zwei Sitzungen, und ab da wendete sich das Blatt: Ich lief in sein Büro und erklärte, die Spiele seien jetzt vorbei, er solle sich für oder gegen mich entscheiden, ich hätte jetzt langsam die Nase voll. Ab da wurde ich zumindest temporär sein Liebling. Diese Baustelle war also behoben.

Doch die mit der Schilddrüse und den Nahrungsmittelunverträglichkeiten flammte gerade erst auf. Das wusste ich nur noch nicht. Jahre später, nachdem ich eine Tour de Wartezimmer hinter mir hatte und endlich Schilddrüsenpräparate bekam, waren meine Schilddrüse und ich trotz Hashimoto eigentlich ganz gute Freunde. Ich hatte die Kompetenz für den Job in einem neuen Sender, also weniger Stress. Keiner konnte mir mehr etwas vormachen, was sich super anfühlte, und ich war privat sehr glücklich. Ich wurde schwanger und während und auch nach dieser Zeit kam mein Körper wunderbar zurecht. Selbst Lebensmittel, die ich vorher gemieden hatte, vertrug ich wieder. Erst als der Stress in der Kita-Zeit hochkochte, recherchierte ich mehr und entdeckte Verdauungsenzyme. Kleine Helferlein, die für uns Kohlenhydrate, Fette und Eiweiße spalten. Mit so klangvollen Namen wie Amylase, Protease und Lipase sowie Papain und Bromelain aus der Ananas.

Während ich das Kapitel schreibe, bin ich selbst immer wieder verwundert, was mir alles passiert ist. Würde jemand so mit einer meiner Töchter umgehen, ich würde sein Büro anzünden. (Also, zumindest theoretisch.) Aber es waren andere Zeiten und ich wollte das Handwerkszeug lernen. Ich habe diesen Job geliebt, genau wie ich es jetzt liebe, mit Vanessa dieses Buch zu schreiben, das Ihnen vielleicht hilft, Dinge zu verändern und ein schöneres, stressfreieres Leben zu führen. Natürlich habe ich den Hilfeschrei meines Körpers viel zu lange ignoriert. Das war nicht gut, und ich bin auch diverse Male barfuß durch die Hölle gegangen, genau wie Vanessa. Aber genau deshalb haben wir uns auch all dieses Wissen angeeignet oder unsere großartigen Experten gefunden.

Zwei Dinge helfen mir gerade sehr gut, wenn es um ein ausgeglichenes Bauchgefühl geht: Ich koche mir einen Sud aus zwei Biozitronen (mit Schale), Zimtstangen und Ingwer. Davon nehmen mein Mann und ich morgens vier Esslöffel. Schmeckt wirklich scheußlich. Aber seitdem ist mein Bauch immer flach wie eine Flunder, egal, was ich esse, und es fühlt sich super an. Selbst ein sündiges Glutenfrühstück macht keine nervige Wampe mehr. Wenn ich weiß, es ist Weihnachten und ich werde Entenbrust mit Klößen und Rotkohl essen, werfe ich zusätzlich meine Verdauungsenyzme ein und versuche, meine Familie noch zu einem Verdauungsspaziergang zu überreden. Sie wissen ja: Blutzucker und so weiter. (Das Kapitel finden Sie in *Gesund, stark, schön.*) Und alles ist fein. Neuerdings bin ich leider auch ein Histaminkandidat geworden, was mich ziemlich überrascht hat. Aber plötzlich hatte ich Herzrasen und eine dichte Nase nach Bitterschokolade. Nach einem Schluck Wein wollte ich mich am liebsten gleich ins Bett legen. Erkenne die Zeichen, kann ich da nur sagen! Das Schöne ist: Auch daran kann man arbeiten, indem man das fehlende Enzym Diaminoxidase, kurz DAO, einwirft, damit es das Histamin wieder brav abbaut, und entsprechende Trigger-Lebensmittel wie Bitterschokolade, Käse oder Tomaten runterschraubt. (Ein ausführliches Kapitel dazu finden Sie von Vanessa in *Gesund, stark, schön.*)

Mir ist aufgefallen, dass in meinem Umfeld immer mehr Menschen über Nahrungsmittelunverträglichkeiten klagen und vor allem schon die Kinder unter vielen Allergien leiden. Zeit für ein bisschen Aufklärung von Dr. Bernd Staden, praktischer Arzt und Ernährungsmediziner aus Lübeck mit dem Fokus auf orthomolekularer Medizin, der mir auf den Kopf zu meine neue Histaminthematik erklärte – und das ohne Blutbild.

Warum haben wir so viele Allergien? Es werden gefühlt ja immer mehr?

Sie müssen sich ganz klar nach den Auslösern fragen: Es gibt innerliche Belastungen wie Stress oder schwierige seelische Bedingungen und dann haben wir äußerliche Belastungen wie Umweltfaktoren, Giftstoffe, Schimmel oder Pollen. All diese Dinge begünstigen Allergien und so haben Sie am Ende Reaktionen auf Häuten und Schleimhäuten. Denn dort zeigt sich die Immunreaktion: Eiweiße, die auf den Mastzellen sitzen, sorgen dafür, dass gewisse Erreger nicht ins System eindringen können, indem sie auf den Reiz mit Schwellung und erhöhter Durchblutung reagieren. Im Prinzip überreagieren sie und dann haben wir Symptome. Angenommen, Sie beißen in einen Apfel, dann setzen die Mastzellen in Sekunden Histamin frei und binden die sogenannten IGE-Antikörper an ihre Oberfläche.

Und dann gibt es auch noch verschiedene Allergietypen …

Genau. Typ 1 ist der häufigste, und der reagiert auf Reize von außen, und zwar sofort. Deshalb sagt man auch Soforttyp, da schwellen zum Beispiel sofort die Schleimhäute.

Typ 2 leidet dagegen unter zytotoxischen Reaktionen: Wenn er beispielsweise eine Infusion bekommt und auf die Kunststoffe in den Schläuchen reagiert. Eine weitere Form dieser Reaktion wäre, dass es eine Blutgruppenproblematik gibt und bei der Dialyse die Blutgruppen beispielsweise nicht zusammenpassen, eben nicht kompatibel sind. Diese Reaktion kann Minuten bis Stunden später entstehen und ist eine direkte Zellschädigung durch eine starke Antikörperbildung.

Typ 3 ist die Immunkomplexallergie, die ich gerne als Darmallergie beschreibe. Da drückt und schmerzt es innerhalb von 8 bis 72 Stunden.

Dann gibt es unsere histamingetriggerten Allergieformen, die nennen wir auch Pseudoallergie: Die Reaktion ist ähnlich wie bei Typ 1, aber sie kommt leicht verzögert. Bei Typ 1 beißen sie in den Apfel, und die Augen tränen, die Zunge wird dick, und das innerhalb von Sekunden. Bei der Histamingeschichte dauert es Minuten bis Stunden. Es gibt auch Histamin-Rezeptoren im Magen, auch die reagieren leicht zeitverzögert. Und dann können viele die Magenschmerzen gar nicht mehr zuordnen, weil der Trigger schon so lange her ist.

Dann haben wir noch die Typ-4-Allergie, eine Spättyp-Allergie, die aber auch eine große Schnittmenge mit dem Typ 3 haben kann: eine leichte Form der späteren Nahrungsmittelallergie, was bedeutet, dass Instabilität in der Darmflora entsteht. Können Sie sich so vorstellen: Das Nahrungsmittel rutscht durch die Schleimhaut durch, durchdringt unsere geschwächte Schutzbarriere und wird durch unsere Darmschleusen, die *tight junctions*, durchgelassen, wo es mal gar nicht hingehört. Und so lösen Nahrungsmittelfragmente oder Bakterien eine Immunreaktion aus. Die macht dann Probleme und wir haben auch einen suppressiven, also unterdrückenden Effekt auf das ganze Immunsystem. Letztendlich muss man sagen, dass alle Allergien mit einer Störung im Histaminstoffwechsel assoziiert sind. Sie sind quasi alle eng verwandt.

Nur: Verschiedene Trigger, auch sogenannte Liberatoren (das sind Zusatzstoffe wie Glutamat oder Farbstoffe), führen zu unterschiedlichen Reaktionen. Manchmal sekundenschnell oder aber nach zehn Stunden. Man kann da auch immer noch tiefer einsteigen, weil es eine sehr komplizierte Thematik ist.

Ich achte beim Bluttest auf die Blutmarker I-FABP, Zonulin und AGEs, das sind typische Marker, an denen man sehen kann, ob viele Sachen durch die Schleimhaut durchrutschen.

Dass das Übel fast immer im Darm sitzt, war eine meiner ersten Erkenntnisse, seitdem ich mich mit dem Thema Gesundheit beschäftige. Das wissen aber viele offenbar nicht.

Der Darm spielt grundsätzlich immer eine wichtige Rolle bei allen Immunreaktionen. Das hängt damit zusammen, dass er ja voller Lymphknoten ist und die längste und größte Außenfläche in uns. Wenn man von oben bis unten durchguckt, kommt man auf 12–14 Meter. Und gerade im Dünndarm sitzen unsere Krypten und Zotten. Das sind Ausbuchtungen, die dafür sorgen, dass wir eine größere Aufnahmefläche haben. Wir sprechen hier von 400 Quadratmetern und von 60–100 Billionen Bakterien, die da leben.

Das sind Symbionten, die wir brauchen für unsere Stoffwechselabläufe und Immunleistung, für die Spaltung von Fetten, Eiweißen und Kohlenhydraten. Und durch die Peyer-Plaques, so heißen die Lymphfollikel im Darm, haben wir eine extrem starke Immunleistung, so 60–80 Prozent laufen über den Darm. Wenn da etwas nicht stimmt, ist die Tendenz zu Allergien viel größer. Beim Soforttyp haben sie die Reizung natürlich sofort und können den Zusammenhang sofort herstellen, aber allen Allergien ist gemein, dass es immer um eine Histaminreaktion geht, nur eben zu verschiedenen Zeiten. Haben Sie gute Abbaumechanismen, wie das Enzym Diaminoxidase (kurz DAO), können Sie es eben gut managen. Kommt dann aber noch Stress hinzu, und zwar zu viel in Form von Cortisol, kann das natürlich wieder zu einer Immunbelastung führen, und das begünstigt dann wieder die Allergien.

Was können wir präventiv tun?

Es spielen sehr viele Faktoren mit rein: Sie sollten ein Auge auf Ihre Umweltbedingungen haben. Daheim oder auch im Job würde ich auf ein gutes Raumklima achten. Luftfilter sind eine ideale Präventivmaßnahme, um baubiologisch gute Bedingungen zu schaffen. So wie bei Lehmwänden, die die Eigenschaft haben, Feuchtigkeit aus den Räumen aufzunehmen oder abzugeben. Schwedische Holzhäuser sind ja immer so ein schönes Beispiel für ein tolles Raumklima. Aber oft ist es innen zu trocken, und dann trocknen die Schleimhäute aus – oder zu feucht und Erreger können wieder besser angreifen. Gegenstück ist dann zu viel Feuchtigkeit, das ist auch nicht gut, mögen die Gelenke nicht und es entstehen Schimmelsporen; und wieder haben wir eine Abwehrreaktion.

Denken Sie daran, wenn Sie mal wieder eine dichte Nase haben. Sie kann auch ein Schwellungsphänomen durch Schimmel sein.

Auch Kunststoffe und Fußböden wie Laminat, Möbel und Teppiche können ausdünsten und Probleme machen. Auch unsere Ernährung spielt ganz klar eine zentrale Rolle: Wenn wir zu viele synthetische Stoffe, Farbstoffe oder histaminhaltige Nahrung zu uns nehmen, kann das auch triggern. Da ist jeder anders aufgestellt. Nicht zu vergessen ist die psychische Komponente. Menschen, die viel seelischen Stress haben in ihren Beziehungen, bei der Arbeit, mit ihren Kindern, produzieren sehr viel Cortisol und reagieren mit allergischen Neigungen. Wir sehen also: Die Lebensführung spielt eine ganz wichtige Rolle. Die Seele rein halten, sich erden, das ist wichtig. Ich sage meinen Patienten immer: Gehen Sie in den Wald! Da finden Sie gute klimatische Bedingungen. Erden Sie sich. Dort atmen Sie kein Glyphosat. Giftstoffe und toxische Belastungen gibt es da nicht.

Jetzt haben wir über äußere Faktoren gesprochen. Fehlen noch die inneren …

Die Ernährung muss unbelastet, ausgewogen, pestizid- und herbizidfrei sein. Richtig schlimm sind Antipilzmittel wie Aflatoxin. Lassen Sie die

Finger von Gluten, diesem Patexzeug, und Milch und Käse. Ich sage immer: Gemüse ist, was das Obst verspricht. Das also bitte hochschrauben! Und wenn Sie Obst wollen, essen Sie Beeren, aber bitte die guten aus biologischem Anbau.

Wenn Sie Thunfisch essen, essen Sie Arsen und Quecksilber. Und dann landen diese auf ihren Schleimhäuten und, wenn es blöd läuft, im Blut. Und da verdrängen sie aus den enzymatischen Bindungen Zink und Kupfer. Dann setzt sich so ein Quecksilber- oder Arsenmolekül in solche Verbindungen rein und macht sie instabil. In der Folge können Enzyme nicht richtig arbeiten. Auch Lachs ist sehr schwierig. Der sorgt auch gerne mal für Parasiten im Darm, kleine Mitbewohner, die bei uns in unseren Darmzotten oder Schleimhautfalten wie die Made im Speck leben und bei uns mitessen. Das muss nicht schlimm sein, wir leben ja symbiotisch, aber die Exkremente der Tierchen belasten die Schleimhäute. Und dieser Kot landet teilweise im Blut und macht Mikroentzündungen und löst da wieder eine Allergie aus. Und so wird die Schwelle immer geringer, auf etwas zu reagieren.

Was kann ich tun?

Machen Sie einen Stuhltest! Ich mache bei jedem Patienten einen, um das gesamte Mikrobiom zu beurteilen. Ich gucke, wo die Schwächen sitzen, ob pathologische Bakterien da sind, die da nicht hingehören. Wichtig ist das sensorische Immunglobulin A, das ist ein Marker für die Abwehrleistung. Da sieht man überschießende Reaktionen durch Parasiten und Immunschwächen. Dann teste ich auf Verdauungsrückstände und ob es Hinweise für Entzündungen im Darm gibt, außerdem, ob zu schnell gegessen wird. All das kann man sehen. Und da die 400 Quadratmeter Darmflora mit der Haut aus der embryonischen Phase eng verbunden sind, wissen wir, dass Dinge, die sich auf der Haut zeigen, ihre Ursache oft im Darm haben. Und wenn sie den wieder hinbekommen, richtig entgiften und gute Umweltbedingungen schaffen, dann bekommen Sie schlussendlich auch ihre Mastzellen stabil und werden die Allergie wieder los.

Kann ich mich irgendwie aufbauen, während ich auf das Ergebnis warte?

Schwarzkümmel ist so ein Stoff, der Parasiten schön zusetzt. Auch Cayennepfeffer im warmen Wasser. Wenn Sie Parasiten haben, muss natürlich eine Wurmbehandlung gemacht werden und mit Darmtherapeutika gearbeitet werden. Generell geht es aber immer darum, den Darm zu stärken. Ganz wichtig sind Ballaststoffe, um den Schutzfilm zu verbessern und die guten Bakterien im Darm zu erhöhen. Viel Gemüse, Obst, gut durchgekaut, ich gebe gerne Flohsamen, Akazienfaser dazu, Guarkernmehl als Futter für diese speziellen Anaerobier und ergänze gerne mit Oreganoöl oder Knoblauchöl als begleitende Behandlung. Und es gibt einen Stamm an guten Bakterien, *Saccharomyces boulardii*, den gebe ich gerne bei Durchfallerkrankung, im Fachjargon Perenterol, die helfen sehr gut, die Immunität zu pushen. Ich setze auch gerne Kräutermischungen ein. Generell empfehle ich, zweimal im Jahr eine Parasitenkur zu machen – nicht nur beim Haustier. Einfach mal drei Wochen Schwarzkümmelöl einnehmen … und das hat auch eine antiallergische Wirkung.

Wie sieht es aus mit Mikronährstoffen?

Ihr Vitamin-D-Wert sollte optimal sein. Denn Vitamin D ist ein Entzündungsregulator und hilft, in die aktive Heilungskaskade zu kommen. Genau wie Zink, B6, Selen. Denn wenn Sie mehr Entzündungen haben, haben Sie mehr Giftstoffe und weniger DAO. Und wieder mehr Allergie. Logisch, oder?

Zusammenfassung

- Allergien können durch innerliche und äußerliche Belastungen entstehen; innerliche Belastungen können Stress oder seelische Bedingungen sein, äußere sind Umweltfaktoren, Giftstoffe, Schimmel oder Pollen.
- Es gibt verschiedene Allergietypen: Typ 1 (der häufigste, reagiert sofort), Typ 2 (zytotoxische Reaktion, die Minuten bis Stunden später erfolgt), Typ 3 (die Immunkomplexallergie, die sich meist im Darm nach 8–72 Stunden äußert) und Typ 4 (die Spättyp-Allergie).
- Dann gibt es die histamingetriggerten Allergieformen, auch Pseudoallergie genannt: Reaktion ist ähnlich wie bei Typ 1, aber leicht verzögert, auch Minuten bis Stunden.
- Im Bluttest sind die Blutmarker I-FABP, Zonulin und AGEs interessant, denn sie zeigen, ob die Schleimhaut durchlässig ist.
- Der Darm spielt grundsätzlich immer eine wichtige Rolle bei allen Immunreaktionen, ihn gilt es aufzubauen und zu stärken.
- Wer allergisch reagiert, hat meistens zu wenig vom Enzym Diaminoxidase (DAO). Stress kann ein Trigger sein und/oder zur Verringerung von DAO führen.
- Wenn Sie unter Allergien leiden, überprüfen Sie mögliche Trigger: Raumklima, ausdünstende Gifte aus Ihrer Umgebung, Ihren seelischen Stress, Ihre Lebensführung.
- Gute Präventivmaßnahmen: sich erden und entgiften, nur bio essen, ein Stuhltest zur Überprüfung, ob Sie Mitbewohner in Form von Parasiten haben. Daheim können Sie unterstützend mit einer Schwarzkümmelkur (ist antiallergisch) gegen Parasiten angehen.
- Klug ist, den Vitamin-D-Wert im Optimum halten, genau wie Zink, B6 und Selen.

V STRESS UND DIE PSYCHE

WENN ZU VIEL TRUBEL UNGLÜCKLICH MACHT – ODER: DIE LÖSUNG LIEGT IN DIR!

Ich geb's gleich zu Anfang zu: Ich bin ein Stressjunkie. Ich liebe es, wenn ein Termin den anderen jagt und meine To-do-Liste überquillt. Viel los – genau meins! Und schon mein ganzes Leben lang bezahle ich diese Obsession mit Tagen, die nicht schön sind. Schon als kleines Kind wurde ich prinzipiell krank, wenn ich ein paar Nächte nicht richtig geschlafen hatte oder zu viele Kindergeburtstage anstanden. Zack, eine Angina. Halstuch um, Suppe durch den Strohhalm trinken, Bettruhe. Immer das Gleiche. Meine Eltern sind dann mit mir zu einem Homöopathen gegangen – Ende der 70er-/Anfang der 80er-Jahre war das total exotisch. Aber: Der Mann und seine Zuckerkügelchen haben mir geholfen. Einbildung, wie viele heutzutage behaupten? Ist mir ganz egal. Mandelentzündung? Fehlanzeige – bis eine Woche vorm mündlichen Abi. Da war er eben wieder: der Stress. Aber geschenkt! Denn seit der letzten Mandelentzündung eine Woche vorm Abi bin ich das Problem tatsächlich endgültig los. Dafür meldet sich heute das Gewebshormon Histamin, wenn ich mich zu sehr stresse, was mir schon die eine oder andere Nacht auf der Toilette beschert hat samt den darauf folgenden »Kreislauf im Keller, ich bleib lieber im Bett«-Tagen.

Nach dem Studium ging ich in die Medienwelt. Anna und ich könnten Ihnen Geschichten erzählen! Bei jeder Party ist man damit das Zentrum der Aufmerksamkeit. Die Küche gehört damit uns! Wobei alle glauben, dass wir wahnsinnig übertreiben. Dabei lassen wir die wirklich schlimmen Details meist weg: den Klaps auf den Po im Treppenhaus, den ich vom Chef bekommen habe, oder die angedrohte Ohrfeige eines direkten Vorgesetzten – und da war ich Mitte 20! Sätze wie »Du siehst heute richtig scheiße aus«, als ich schon beim Fernsehen war. Dazu Arbeitstage von regelmäßig 12 bis 14 Stunden. Oder auch gerne mal Drehs, die mit dem Abflug in Hamburg um 6 Uhr morgens begannen und bei denen ich nach 24 Stunden immer noch vor der Kamera stand – irgendwo in einem wummernden Club auf Ibiza. Das Hotel, in dem ich mich zwei Stunden ausruhen konnte, lag direkt in der Einflugschneise des Flughafens. Ein Nachtflugverbot gab's damals noch nicht! Um 10 Uhr ging es »gut gelaunt« weiter. Krank werden war undenkbar. Irgendwie musste ich da durch. Auch wenn die Seele gelitten hat und ich innerlich aufgewühlt war wie die Nordsee im Dezember.

2013 landete ich beim *Sat.1 Frühstücksfernsehen*. Montags und donnerstags klingelte der Wecker ab jetzt zehn Jahre lang zweimal die Woche um 3 Uhr. Lange abends arbeiten – gar kein Problem für mich. Aber früh in den Tag starten ist die Hölle. Ich bin einfach die klassische Eule. Zwölf Stunden schlafen ist meine Paradedisziplin. Das ging jetzt alles nicht mehr. Zumindest nicht an den besagten Tagen.

Ich musste also lernen, mit meinen Kräften hauszuhalten, um nicht permanent am Rande des Burn-outs zu balancieren. Ist mir ganz gut gelungen, wenn ich so zurück und mich anschaue. Was also habe ich getan?

Koffein in jeder Form habe ich als Erstes gestrichen. Und schon dadurch entspannte sich nicht nur mein Körper, sondern auch meine Psyche. Ich achte auf meinen Schlaf. Unter neun Stunden geht es einfach nicht. Punkt. Das bedeutet mehr Planung und verwunderte Gesichter, wenn ich Termine vor 9 oder 10 Uhr prinzipiell ablehne. Was nicht immer klappt. Aber meistens. Ist der Dreh oder das Meeting in einer anderen Stadt, reise ich am Abend vorher an. Lieber eine Nacht im Hotel als ein zerstörtes Nervenkostüm. Und ich habe die kleine Vanessa in mir an die Hand genommen und ihre Welt wieder in Ordnung gebracht. Hört sich komisch an? Dachte ich früher auch. Aber nicht ohne Grund ist Stefanie Stahl mit ihrem Buch *Das Kind in dir muss Heimat finden* seit 2015 auf den Bestsellerlisten. Denn so, wie es in mir aussieht, so nehme ich auch die Welt im Außen wahr – und reagiere entsprechend.

Ich kann mich immer noch vortrefflich aufregen. Aber ich finde auch schnell den Punkt, an dem die aufgestaute Luft entweicht, ich runterkomme und mein innerer Frieden wieder Einzug hält. Ich habe vor Kurzem gelesen, dass ein richtig ausgewachsener Ärger unsere Verdauung, die Schilddrüse, unser Hirn und unsere Entgiftung für ganze sieben Stunden lahmlegt. Das ist es ja selten wert, habe ich gedacht. Außerdem habe ich gelernt, Nein zu sagen – und zwar ohne schlechtes Gewissen. Für uns Frauen keine leichte Sache. Weil ich mich nach meinem Trip in mein Innerstes aber endlich sicher in mir, in meinem Leben und der Welt fühle, kann ich das mittlerweile ganz gut.

Einer, der an meinem entspannteren Ich maßgeblich beteiligt ist, ist Thomas R. Schopf, Arzt und Psychotherapeut mit Schwerpunkt Hypnose. Mit ihm habe ich über den Wahnsinn unseres Alltags gesprochen. Und siehe da, es lohnt sich, hinter den Vorhang zu schauen. An die Ursachen ranzugehen. Denn die sind selten der nervige Chef oder der verspätete Zug, sondern liegen meist tief in uns. Ein sehr relaxtes Gespräch zum Thema Stress.

Was ist Stress eigentlich?

Ursprünglich kommt Stress aus der Materialforschung: Biegestress, Zugstress. Die Belastung, der man Material aussetzt. Die Stressforschung beim Menschen hat das vor ein bisschen mehr als 100 Jahren übernommen und Stresstheorien daraus entwickelt. Der Stress, den wir Menschen erleben, ist eine Diskrepanz oder Herausforderung. Meines Erachtens muss man unterscheiden zwischen dem Herausgefordertsein aufgrund von Anforderungen, die von außen an uns herangetragen werden, und solchen, die in uns sind. Viele stresst es, wenn andere

Menschen von ihnen etwas wollen: Das Handy klingelt, es steht ein Termin an. Wir haben heute ein hohes Anforderungsprofil. Die Welt ist wirklich anstrengend geworden. Ständig will einer etwas von uns, es gibt Anpassungsdruck. Das ist der äußere Stress.

Und dann gibt es noch den inneren Stress ...

Genau. Wir haben Angst, uns wirksam von den äußeren Anforderungen abzugrenzen. Das ist der innere Stress. Flapsig gesagt habe ich hier ein Problem mit mir selbst. Mit diesem Stress habe ich es in meinem Beruf am meisten zu tun. Die Menschen denken immer, die Beanspruchung sei außen, dabei ist es ihr Inneres, das darauf einfach nur reagiert. Ausgelöst wird das zum Beispiel durch die Schwierigkeit, Entscheidungen zu treffen. Lass uns soziale Medien nehmen: Ich habe eigentlich die Macht darüber, bin im Besitz dieser Finger, mit denen ich über den Bildschirm wische. Damit kann ich die App auch ausmachen. Ich tue es aber oft nicht. Und schwups, ist eine Stunde weg. Weil ich nicht die Entscheidung getroffen habe, das Handy wegzulegen. Daran ist nicht das Handy schuld oder die bösen sozialen Medien, sondern mein schwacher Wille. (Mehr zum Unglücklich-mach-Faktor von Instagram und Co. lesen Sie im Kasten ab Seite 80.)

Ist Stress nicht auch einfach gerade in? Jeder erzählt einem, wie viel er zu tun hat. Niemand spricht davon, dass er tiefenentspannt ist und jede Woche ein Buch liest ...

Je nachdem, in welcher Bubble du lebst, ganz bestimmt. Du bezahlst heutzutage natürlich einen bestimmten Lebensstandard mit einer gewissen Portion Stress. Sonst hast du es nicht verdient. So denken viele. Und es ist auch hier wieder die eigene Entscheidung: Mache ich das Beste aus den vielen Aufgaben oder leide ich darunter? Gutes Beispiel: Die Bahn ist mal wieder zu spät. Entweder nehme ich das hin oder ich rege mich wahnsinnig auf. Dazu kommt noch, dass wir heutzutage immer davon ausgehen, dass alles klappen muss. Die Rundum-sorglos-Welt. Das ist eine Erwartung, die uns krank machen kann. Denn sie wird ganz oft im Leben nicht erfüllt. Mir hilft es, immer mal wieder durch die Augen eines Kindes oder eines Hundes zu schauen: Die nehmen einfach das hin, was gerade ist. Sie leben im Moment. Erwachsene tun das kaum mehr. Wir leben im Gestern oder in der Zukunft. Und beides macht Stress. Weil wir so nie zufrieden sein können.

Es gibt Menschen, die auf eine unvorhergesehene Wendung entspannt reagieren, andere rasten aus. Woran liegt das?
Das könnte man Persönlichkeit nennen. Die ist zu großen Teilen Ausdruck der eigenen Entwicklung. Es gibt viele Bereiche, die den einen mehr, den anderen weniger stressen. Lass uns das Thema Flugausfall nehmen. Zwei Menschen, beide möchten nach Hause fliegen, weil sie verabredet sind. Der eine empfindet den Ausfall des Heimflugs als einen Akt der Fluggesellschaft gegen ihn persönlich. Er reagiert gekränkt. Der andere hat die innere Freiheit, auf eine sich verändernde Umwelt kreativ zu reagieren. Er versteht den Ausfall vielleicht als Ausdruck der Sorgfalt kompetenter Menschen, die um Sicherheit bemüht sind. Er konzentriert sich auf Lösungen: Vielleicht gibt es einen anderen Flug, die Bahn, ein Taxi. Oder er nimmt sich ein Hotelzimmer. Es gibt immer mehrere Möglichkeiten. Die muss man aber sehen und sehen wollen.

Warum sind bei dem ersten Fluggast immer die anderen schuld?
Wenn die anderen schuld sind, bleibe ich unschuldig. Er hat seinen Flug gebucht und die andere Seite hat den Vertrag gebrochen. Eindeutige Sache. Und das macht ihm Stress. Meine These zu solchem Erleben ist: In unserem christlich-abendländischen Kulturkreis leben wir in einem anerzogenen Narzissmus. Wir werden gebrainwashed, wie wichtig und toll wir sind. Alles »rundum sorglos und puscheldipuschel«. Wir haben es in unserer Welt heutzutage mit lauter Königen und Königinnen zu tun. Uns geht die Demut verloren, dass wir manchmal einfach nur einer von vielen sind. Der Fluggast ist für die Fluggesellschaft nur eine Nummer. Auch wenn sie in der Werbung etwas von Service und »Der Gast ist das Wichtigste« faseln.

Der nächste Punkt: Wir werden immer älter. Unsere Gesellschaft vergreist. Das bedeutet, es fehlen Leute, die das Land am Laufen halten. Wir müssen uns auf mehr Flexibilität einstellen. Das wiederum kränkt uns und stresst die meisten. Viele sind permanent sauer und wütend. Deshalb bekommt der Mann am Gate die Wut ab. Dabei sollte diese Wut eher denen gelten, die dem Fluggast in dessen Kindheit nicht beigebracht haben, dass man sich auch mal fügen muss. Oder sie haben es mit dem Fügen übertrieben, sodass er jetzt sein rettendes »Wenn ich mal groß bin, dann passiert mir das nie wieder« für sich auslebt.

Für Männer sind die größten Stressfaktoren der Job, der Straßenverkehr und die Familie. Bei Frauen ist es der Spagat zwischen Job und Familie. Warum ist das je nach Geschlecht unterschiedlich?
Das ist kulturell und sozialisationstechnisch bedingt. Da sind wir bei den Rollenbildern: Wie soll ein Mann sein und wie eine Frau? Männer müssen aktiv sein, arbeiten, die Familie ernähren. Das schaffen viele nicht mehr. So *können* sich Frauen nicht nur um die Familie kümmern, weil ein Gehalt für viele Familien heutzutage nicht mehr zum Überleben reicht. Deshalb *müssen* die Frauen auch arbeiten. Das ist auch in Ordnung, viele wünschen sich das auch so. Und sie werden ja auf dem Arbeitsmarkt gebraucht. Gerade Frauen haben häufig viele Stempel auf der Stirn. MAMA, sie müssen die verständnisvolle Mutter sein und sich kümmern. SEXY, sie sollen den Mann bezirzen, attraktiv sein. BUSINESS, sie sollen im Geschäftsleben ihre Frau stehen. Das ist ein riesiger Spagat. Wenn sich eine Frau gegen Kinder entscheidet, dann fühlt sie sich schnell gesellschaftlich disqualifiziert. Das Bild von außen und der eigene Anspruch, in allen Rollen gut zu funktionieren, setzt uns alle unglaublich unter Druck. Und je mehr Erwartungen ich an mich habe, desto schwieriger wird es, sie zu erfüllen. Das macht wiederum Stress. Das starke Geschlecht, also das weibliche, hat viel mehr Anforderungen. Und das männliche jammert über das Wegbrechen der klassischen Rollen, statt ins Gestalten zu kommen.

Was genau passiert bei Stress in uns?
Stress macht viel mit uns. Auf der biologischen Ebene stößt er biochemische Prozesse an, stört das hormonelle Gleichgewicht, beeinflusst das Immunsystem. Der gesamte Organismus reagiert. Psychologisch geht es um unser Selbstbild, Selbstbewusstsein und Selbstvertrauen: Wie sehe ich mich und meine Rolle? Was erwarte ich von mir? Wie gehe ich mit mir selbst um? Dann gibt es noch eine soziale Komponente: Wie gehe ich mit den Menschen in meinem engeren und weiteren Umfeld um? Wie gehen die mit mir um? Und auf der kulturellen Ebene begegnet uns ständiger Wandel: In den letzten 20 bis 30 Jahren beschleunigt sich der technologische Fortschritt immer mehr. Aktuell haben wir auch noch künstliche Intelligenz, die wieder alles verändern wird. Alles Impulse, mit denen wir umgehen müssen beziehungsweise sollten. Je älter Menschen werden, desto mehr Schwierigkeiten haben sie, sich dem Wandel anzupassen. Die Entwicklung in allen Bereichen des Lebens überholt und überrollt uns. Und dann kriegt es der Bahnmitarbeiter ab, weil der ICE ausfällt. Aber eigentlich ist es die immer komplexer werdende Welt, die uns aus dem Gleichgewicht bringt.

Eigentlich geht es bei Stress gar nicht um den Auslöser – nerviger Chef, doofer Autofahrer oder Termindruck –, sondern um eine Ebene oben drüber, also das, was in mir los ist, oder?
Im Prinzip kannst du bei der Ebene oben drüber anfangen. Es dekliniert sich dann durch die einzelnen Ebenen durch. Sicher nervt der Chef mal. Auch der hat mal einen schlechten Tag. Jetzt könnte man, wenn man innerlich ruhig ist, versuchen, Entspannung zu stiften. Oder man geht in die Eskalation. Und schon schaukelt sich die Situation hoch. Eigentlich müsste der Chef mich nicht stressen. Und natürlich ist es nicht einfach, in so einem Moment ruhig zu bleiben. Aber wie ich die Welt und meine Rolle in ihr sehe, hat einen großen Einfluss auf meine Reaktion auf solche Situationen und auf den Stress, den sie in mir verursachen. Andererseits kann ein gewisser Stress ja auch helfen, Dinge zu verändern. Manchmal braucht man den Ärger, zum Beispiel, um einem

ungezogenen Chef, der grundsätzlich seine schlechte Laune an den Mitarbeitern auslässt, mal so richtig die Meinung zu sagen.

Was sind deine Tipps gegen Stress?

Wir sollten uns selbst mit größtmöglicher Güte begegnen und uns fragen: Was kann ich für mich tun? Und was hindert mich daran, Dinge zu tun, die mir jetzt weiterhelfen würden? Im Umgang mit anderen hilft tatsächlich oft das Besinnen auf das Jetzt. Raus aus dem Konflikt, tief durchatmen und kurz mal checken: Bin ich gesund? Habe ich eigentlich alles, was ich im Leben brauche? Und geht es hier wirklich um den nervigen Nachbarn oder bin ich mit dem Kopf schon wieder im Übermorgen oder im Gestern?

Früher haben sich die Leute mal eine Mußestunde gegönnt. Gibt's heute nicht mehr. Einfach mal nichts tun – ohne Handy oder Lieblingsserie. Manchmal beantworten sich in dieser Zeit Fragen, die uns beschäftigen und im Alltag stressen. Oder man setzt sich mit netten Leuten zusammen und quatscht. Entweder Deep Talk, zum Beispiel über die Perspektive aufs Leben. Was wir uns wünschen für die Zukunft. Oder einfach mal Unsinn miteinander machen, den Moment genießen. Beides kann sehr erholsam sein, tut der Seele gut und bringt uns in den Moment. Ich muss nicht ins Retreat fahren oder mich drei Wochen in die Waldhütte setzen. Da reicht auch zwischendurch mal eine halbe Stunde. Sich entspannt beim Denken zugucken, sage ich gerne. Aber wie immer kommt es auf die richtige Dosis an. Nur noch zu grübeln, ist eben auch nicht gesund.

Sollten wir auch die Ansprüche an uns selbst runterschrauben, um den Stress rauszunehmen?

Ich empfehle immer: Geh mal ins Schwimmbad oder an den Baggersee. Da siehst du das wahre Leben und wie Menschen wirklich sind. Instagram und die gephotoshopten Kardashians sind da ganz weit weg. Oder leg in der Bahn das Handy weg und schau dich um. Ich will niemandem zu nahe treten, aber wirklich perfekt ist keiner. Menschen sind nur mehr oder weniger gut darin, mit den eigenen Macken umzugehen: Mit diesem Wissen fühle ich mich zumindest gleich besser und entspannter. Wenn ich sehe, die sind alle wie ich, dann fühle ich mich nicht mehr ausgeschlossen. Das ist nämlich eine der Urängste der Menschen. Ich gehöre nicht mehr dazu. Das macht Social Media nämlich auch mit uns.

Warum haben gerade wir Frauen solche Probleme damit, uns abzugrenzen? Nein zu sagen?

Wenn wir Grenzen ziehen, machen wir aus dem Wir ein Du und ein Ich. Das bedeutet, wir trennen uns von der Gruppe, was gegen die menschliche Natur ist. Ich glaube aber, wir haben oft schon ein Problem mit der Verbindung. Viele Menschen sind in Isolationsblasen unterwegs und schaffen es nicht, sich mit anderen richtig zu verbinden, Beziehungen oder tiefe Freundschaften einzugehen. Es herrscht eine Unverbundenheit. Man setzt sich in Beziehungen weniger auseinander, sondern gibt schnell auf. Viele halten keine Konflikte mehr miteinander aus. Das kommt daher, dass wir oft noch nicht mal mehr mit uns selbst verbunden sind. Um zu deiner Frage zurückzukommen: Ich kann mich erst abgrenzen, wenn ich mich mit mir verbunden fühle. Wenn ich in meiner Kraft bin, mir meines Potenzials bewusst bin, dann ist es leichter, auch mal Nein zu sagen.

Und woher kommt das?

Es gibt Eltern, die geben ihren Kindern keine stabile Bindung. Denn eine stabile Bindung – so paradox es klingt – erzeugt Unabhängigkeit. Ein stabil an die Eltern gebundenes Kind geht später mutig in die Welt, weil es weiß, dass es seine Eltern bei sich und in sich trägt. Wenn Kinder das nicht haben, bleiben sie emotional an Mamas Rockzipfel hängen. Sich abgrenzen zu können, hat auch immer etwas mit der Bindung zu tun, die man im Elternhaus mitbekommen hat. Und die vielen unverbundenen Menschen heutzutage fühlen sich selbst nicht. Und ratzfatz rasselst du in stressige Situationen, weil die Bindungen so fragil sind.

Wie kommt man als Erwachsener aus der Unverbundenheit in die Verbundenheit mit sich selbst?

Erst mal lohnt es sich prinzipiell, das zu versuchen, weil man das Problem sonst an die nächste Generation weitergibt, also an seine Kinder. Prinzipiell finde ich in diesem Zusammenhang Achtsamkeit nicht schlecht. In den Moment kommen und damit in die Verbindung mit sich selbst. Auch wenn es unangenehm ist: sich hinsetzen und ehrlich betrachten, was man fühlt. Wo ist Spannung in meinem Körper? Sich wahrnehmen. Und das am besten die ganze Zeit. Unverbundene Menschen fühlen sich nicht, sondern sind nur in ihren Gedanken. Das macht sowohl die Abgrenzung als auch die Bindung zu anderen schwierig. Und das wiederum stresst einen und lässt einen auf Situationen im Außen weniger entspannt reagieren, als es nötig wäre. Wenn man an sich arbeitet, erringt man eine unglaubliche Freiheit, nicht mehr mit Ärger und Stress auf den Typen, der einem die Vorfahrt nimmt, zu reagieren, sondern bei sich zu bleiben. Du siehst also, es lohnt sich.

Unsere Dopaminsucht macht uns unglücklich

Wir leben in einer Ära der Zerstreuung. Nutzlose Zeitverschwendung: stundenlanges Scrollen auf Social Media oder Bingewatching von Serien bis in den frühen Morgen. Permanente Stimulation durch Technik und Entertainment. Warum funktioniert das bei praktisch jedem von uns – angefangen vom Kleinkind bis zum Greis? Die einfache Antwort: Dopamin! Wir sind alle Dopaminjunkies. Unser Belohnungshormon macht süchtig. Zusammen mit dem Glückshormon Serotonin treibt Dopamin uns an, diesen Reiz immer wieder zu suchen. Da ein Swipe, ein Like bei Instagram oder eine zu Ende geschaute Folge der Lieblingsserie nur sehr flüchtige Erfolge sind, brauchen wir immer mehr davon. Und es ist ja auch wahnsinnig einfach zu bekommen. Das Handy liegt immer griffbereit. Die Fernbedienung ist nur eine Armlänge entfernt. Und Netflix, Amazon Prime, Paramount+ und Co. liefern den Stoff, der süchtig macht, frei Haus.

Normalerweise haben wir das schöne Dopamingefühl, wenn wir ein 10000-Teile-Puzzle zu Ende geschafft haben, Sport treiben, unserem Lieblingshobby nachgehen, Freunde treffen oder sexuell aktiv sind. Das sind wirklich lang erfüllende Erfahrungen. Die leicht konsumierbare Befriedigung heutzutage dagegen nicht.

Die Instagram-Glückswirkung hält nämlich nur Sekunden, dann muss schon wieder der nächste Reiz her. Und das in allen Bereichen unseres Lebens: Früher haben die Menschen Sport gemacht, dann haben sie Fußball oder Tennis im Fernsehen angeschaut und heute werden nächtelang Computerspiele gezockt. Noch vor ein paar Jahrzehnten haben wir Briefe geschrieben, dann kam die E-Mail und heute verschicken oder bekommen wir im Minutentakt nur noch kurze Nachrichten auf WhatsApp. In meiner Jugend habe ich mich monatelang auf den neuen Blockbuster mit irgendeinem Superstar gefreut, dann kamen Videokassetten und heute gibt es – immer konsumierbar – Netflix.

Was erst mal wahnsinnig praktisch klingt, macht jedoch auf Dauer etwas mit unserem Nervensystem:

1. Unsere Aufmerksamkeitsspanne verkürzt sich. Es wird immer anstrengender, sich auf langfristige Ziele zu konzentrieren oder Zeit in Aktivitäten zu investieren, die keine kurzfristige Befriedigung bringen.
2. Die Sucht nach der schnellen Onlinebefriedigung macht uns nicht nur abhängig, weil das Belohnungssystem unseres Gehirns immer mehr Reize braucht, sondern auch unglücklich und birgt die Gefahr eines emotionalen Burn-outs.
3. Wir verlieren unseren Sinn im Leben. Große Ziele, auf die hinzuarbeiten uns erfüllt, verlieren ihren Stellenwert. Genauso wie tiefe zwischenmenschliche Beziehungen. Wir verküm-

mern innerlich wie eine Pflanze ohne Licht. Depressionen, Ängste und soziale Isolation sind die Folge.

Wie kommen wir aus dieser Dopaminkultur wieder raus?

Handy, Tablet, Computer und Fernsehgerät sollten nicht unseren Alltag bestimmen. Dopamin-Detox ist ein neuer Trend, der sich bei Biohackern immer mehr durchsetzt, das heißt die bewusste Nutzung von technischen Geräten entweder zur Kommunikation oder Wissensvermittlung. Aber nicht zum Totschlagen von freier Zeit. Alle Geräte ausmachen, sobald man sie nicht mehr benutzt, und nicht permanent in Reichweite haben. Ich habe Freunde, die das heute schon so machen. Wenn man ihnen eine WhatsApp schickt, erscheint nur ein Haken anstatt zwei oder sogar zwei blaue. Ihre Antwort kommt erst sehr viel später als gewohnt und gleich ist das Handy wieder aus. Was soll ich sagen: Henning und Susanne sind viel entspannter als die meisten anderen in meiner Umgebung. Nicht erreichbar: Das fühlt sich anfangs komisch an. Wir sind es einfach nicht mehr gewohnt, Leere und Langeweile auszuhalten. Aber was bei Kindern einen Schwall an Kreativität auslösen kann, hilft uns Erwachsenen, unser freies Leben wiederzubekommen. Erfüllung und persönliches Glück. Viel wichtiger als Kim Kardashian beim Noch-reicher-Werden zuzuschauen. Ist eh alles Fake. Also der Po und die Nase und so. Die Kohle dafür hat sie mit unserer Dopaminsucht verdient. Denken Sie mal darüber nach!

Zusammenfassung

- Stress ist eine individuell sehr unterschiedlich empfundene Sache. Der eine flippt beim Flugausfall aus, der andere sucht nach Alternativen.
- Meist liegt die Ursache für Stress nicht an der Situation selbst, sondern daran, wie unser Innerstes darauf reagiert: Erziehung, Selbstbild, Erwartungen der Gesellschaft und die persönliche Flexibilität, mit unvorhergesehenen Entwicklungen umzugehen, beeinflussen unsere Fähigkeit, entspannt auf äußeren Stress zu reagieren.
- Kinder, die keine stabile Bindung vom Elternhaus mitbekommen haben, haben im späteren Leben Probleme, sich abzugrenzen und Nein zu sagen. Die eigentliche Ursache hierfür ist aber die Unfähigkeit, echte Beziehungen einzugehen.
- Die ständigen kurzen Belohnungsreize, die Handy, Tablet, Netflix & Co. uns bieten, machen langfristig antriebslos, ziellos, ängstlich, unglücklich und einsam. Deshalb das Handy nur anfassen, wenn es nötig ist, und nicht, um Zeit totzuschlagen.
- Mehr Zeit mit sich selbst, die Suche nach den eigenen Bedürfnissen und Gespräche mit Vertrauten können einem helfen, besser mit Stress umzugehen.

Ⓐ STRESS UND DIE ZÄHNE

DER MUND – EINE VÖLLIG UNTERSCHÄTZTE PROBLEMZONE

Hätten Sie das gewusst? Wenn wir im Stress sind, haben wir ein wahres »Schlachtfeld« im Mund! Da bleibt Ihnen vor Schreck die Spucke weg, was? Ja, unsere Sprache verrät es schon: Wir »beißen die Zähne zusammen« und »gehen auf dem Zahnfleisch«. Das kommt ja nicht von ungefähr. Unsere Vorfahren haben sich bei diesen Redewendungen mit Sicherheit etwas gedacht. Und ich bin wirklich ein Paradebeispiel dafür, denn neuerdings meldet sich mein Mund, wenn mir alles zu viel wird.

Aber der Reihe nach: Ich kam mit 17 Jahren ganz urclever auf die Idee, mir die Weisheitszähne ziehen zu lassen. Probleme hatte ich keine, aber mein Zahnarzt drängte mich dazu; es würden sonst welche kommen, meinte er. In meinem persönlichen Umfeld war es völlig normal, gleich alle vier Weisheitszähne unter Vollnarkose rauszureißen, und so lag ich irgendwann auf einem OP-Tisch und dachte kurz vor dem Blackout: »Super, vier auf einen Streich.«

Jahre später, so ungefähr mit 20, stellte sich dann heraus: Der Operateur hatte geschlampt, Teile der Zahnstümpfe saßen noch im Kiefer und sorgten für eine permanente Entzündung und Belastung meines Immunsystems – nennt man auch NICO (Neuralgia Inducing Cavitational Osteonecrosis) oder zu neudeutsch eine degenerative Fettecke. Nun mussten also die Zahnstümpfe auch noch raus. Das fand ich gar nicht so dramatisch, denn ich war einfach nur froh, dass es überhaupt jemand entdeckt hatte. Das Verrückte an der Nummer ist: Natürlich muss das Ganze im Mund ja auch vernäht werden und so entsteht Narbengewebe. Eigentlich ein natürlicher Vorgang, den wir brauchen, damit die Wunde heilen kann. Nur dass in meinem Fall die Narbe wucherte, eine Tasche ausbildete und auf diese Weise schön Bakterien einsammelte. Laut Zahnarzt Dr. Harold Eymer »sogar das krasseste Narbengewebe«, das er je gesehen hat. Und dieses kleine Täschchen, das ich bis heute noch nicht erspäht habe, sendet Schmerzsignale. Und zwar immer dann, wenn der Alltag mit drei Kindern, Haushalt und Beruflichem über mir zusammenklatscht wie die Sylter Brandung im November.

Ich war lange Zeit davon überzeugt, dass es sich um Zahnschmerzen handeln müsste. Da ich vorher nie welche hatte, vermutete ich das jedenfalls. Bis Dr. Eymer dann eine Procainspritze setzte und der Spuk temporär ein Ende hatte. Narbenentstörung nennt sich diese Prozedur. Leider war mein Stressmelder damit aber nicht abgestellt – im Gegenteil. Er ging immer wieder los. Regelmäßig holte ich mir also meine Procainspritze ab, bis die Abstände größer wurden. Dann kam der Tag, an dem Dr. Eymer meiner Tasche an den Kragen wollte: Abschleifen war angesagt. Schlimm war das eigentlich nicht, dank Betäubung. Nur wollte mein Narbengebilde sich nicht geschlagen geben und wucherte nach kürzester Zeit wieder. Pochte im Stress. Ein hartnäckiger Mitbewohner. Wurde wieder abgeschliffen. Erst mal Ruhe.

Monate später stand bei mir ein Familienfest auf dem Plan. Da meine Familie ganz gut verteilt ist und aus Berlin, New York und Montreal anreisen muss, ist das natürlich immer etwas Besonderes. Und so wuselte ich in Haus und Garten und machte mir mächtig Stress. Es sollte alles toll aussehen: Im Haus wollte ich vom Boden essen können, Unkraut musste aus dem Gehweg bis zum Hauseingang entfernt und eine neue Terrasse gebaut werden. Dazu Gastgeschenke, Heckentrimmen, Rasenmähen, Festzeltaufbau, Essensplanung, Deko fehlte ja auch noch …

Die To-do-Liste wurde immer länger, ich entdeckte ständig neue Baustellen, und da ich leider dazu neige, mich selbst häufig zu sehr unter Druck zu setzen, tanzte die Tasche in meinem Mund mindestens Samba.

Dr. Eymer wunderte sich darüber nicht: »Das ist eine immunologische, neurologische Frage. Wenn du zu viel Stress bekommst, kann dein Immunsystem nicht mehr alle Wunden im Körper in Schach halten. Davon haben wir ja alle welche: Kaiserschnitte, vielleicht mal gegen den Schrank gelaufen, Folgen eines Unfalls. Das Immunsystem ist ein Reparierer – das hält alles in Schach. Wenn noch Stress dazukommt, du nicht richtig schläfst, also nicht richtig regenerierst, dann fehlt deinem Immunsystem die Kompetenz, diese eine Baustelle auch noch zu bearbeiten.«

Leider waren während meines »Schmerzgipfels« Sommerferien und alle Ärzte für Zahn-, Mund- und Kieferheilkunde, denen ich vertraue, im Urlaub. Die Schmerzschübe wurden so schlimm, dass ich in meiner Verzweiflung auf rohen Bio-Nelken herumkaute. Die waren so scharf, dass sich mein Mund fast taub anfühlte und ich zeitweise wieder Ruhe hatte. Ich fand ein Öl zum Gurgeln mit Thymian und Nelkenextrakt wieder, das ich eigentlich für die Kinder gekauft hatte. Es wurde mein abendlicher Begleiter nach dem Zähneputzen. Zusätzlich lutschte ich vor dem Schlafengehen Tabletten mit dem Lactobacillus reuteri und Bifidobakterien für eine stabile Mundflora. Die Nervnarbe machte so immer länger Pause, aber sie meldete sich nach wie vor. Immerhin: Ich kam durch den Tag!

Das Verrückte: Kaum war das Familienfest vorbei, brach die Narbe quasi den Schmerz-Kontakt ab. Es war einfach vorbei. Auf dem Schlachtfeld in meinem Mund herrschten *peace and harmony* – klar, der Aggressor war ja weg. Kein Stress, kein Schmerz – wie Dr. Eymer es gesagt hatte.

Zeit, ihm noch mal näher auf den Zahn zu fühlen. Denn Baustellen im Mund durch Stress oder die uns Stress bereiten, gibt es einige, genauso wie ein paar spannende Präventivmaßnahmen.

Was passiert im Mund, wenn wir Stress haben?
Mundspeichel ist *der* Indikator für Stress. Was macht der Arzt, wenn er den Verdacht hat, dass ein Patient übermäßig gestresst ist? Er misst im Speichel den Cortisolspiegel.

Das heißt: Zahn, Speichel und Mund sind quasi erste Wahl für die Diagnostik, denn wenn sich das Stress-Cortisol verändert, muss sich auch der Speichel verändern. Und was macht das Stress-Cortisol? Es lässt die Blutkapillaren, die Wände der Blutgefäße, durchlässiger werden. Heißt im Mund: Die vorhandenen Bakterien werden vermehrt vom Körper aufgenommen, können so ihr Unwesen treiben und breiten sich noch besser dort aus, wo sie gar nicht hingehören. Der medizinische Faktor, über den wir hier reden, ist in diesem Fall 8, sprich: 800-fach werden die pathogenen Keime verbreitet. Nicht nur in der Mundschleimhaut, auch in der Darmschleimhaut, im Gehirn, den Nieren, einfach in jedem Organ und Gewebe.

So wird der ganze Körper krank. Über diesen Faktor redet niemand, unfassbar eigentlich. Und so kann man chronisch krank werden, allein durch die Bakterien aus der Mundhöhle.

Wie geht es dann im ungünstigsten Fall weiter?
Das Mundmikrobiom verändert sich, du kriegst dann gleich mal eine Parodontitis. Die chronifiziert dann, wenn du den Stress nicht abstellst, und geht schlimmstenfalls in den Knochen. Dann können Zähne sogar ausfallen, wenn wir auch noch pressen und knirschen. Das Gute ist: Wird der Stress reduziert oder besser ganz abgestellt, kann es auch wieder besser werden.

Da bekomme ich als Dreifachmutter mit Dreifachstress etwas Angst. Kann man dem irgendwie vorbeugen?
Ja, ich empfehle gerne eine Lemongrasspülung. In Asien ist Lemongras das Pendant zu Weihrauch, mit dem man die Kirchen desinfiziert hat. In China hat man eben damit desinfiziert. Die bösen Bakterien in der Mundhöhle kann man so wunderbar plattmachen und die guten blei-

ben heil. Nelke ist auch so ein Tipp. Die isoliert entzündete Stellen. Kann man auch mal nehmen, aber besser nicht langfristig.

Was du ansonsten noch brauchst, sind Antioxidantien, die dem Körper von innen helfen: Vitamin C, Resveratrol, Grapefruitsamen. So bekommt dein Körper die Potenz, die Bakterien selbst plattzumachen und die Blutgefäße abzudichten. Auch schön ist Phosphatidylcholin, das stabilisiert die Zellwände im ganzen Körper – so sind sie weniger angreifbar für Bakterien.

Was ist denn mit dem Klassiker Knirschen?
Stress und Knirschen ist eine Mär aus den 70er- und 80er-Jahren. Was viele nicht wissen: Zu 98 Prozent resultiert das Knirschen aus einer frühkindlichen Programmierung gegen eine Dysfunktion der Halswirbelsäule. Die kommt vielleicht von einem Unfall, wir sind vom Wickeltisch oder vom Pferd gefallen, und so ist eine Instabilität der Halswirbelsäule entstanden. Und wenn wir Nackenschmerzen haben, angespannt sind, fängt vorne die Kaumuskulatur an zu pressen, um den Kopf wieder horizontal zu bekommen. Trotzdem ist Knirschen natürlich ein Problem. Die Frage ist daher, wo man ansetzt.

Also müsste ich mich theoretisch bei solchen Problemen erst mal um meine Halswirbelsäule kümmern. Aber mein Zahnarzt kann mir auch helfen?
Ja. Man darf ja nicht vergessen: Der Druck, der beim Pressen wirkt, ist kein Spaß! Normalerweise beißen wir mit einem Druck von 200–250 Kilogramm pro Zahn. Wenn wir knirschen, werden es gerne 250 Kilogramm. Der Haken: Der Kieferknochen ist gar nicht dafür gebaut, und so geht nicht nur die Zahnsubstanz kaputt, sondern der ganze Kieferknochen wird gelockert. Das ist das Gefährlichste, denn dann fallen die Zähne raus! Präventiv gebe ich da gern eine weiche Schiene, die man über Nacht trägt. Das ist gut für die Wahrnehmung der Zähne und Rezeptoren. Die bekommen dann das Kommando: Entspannt euch! Dann fängt nichts an zu chronifizieren!

Zähne verschieben sich ja auch, wenn man älter wird. Ich beobachte das seit Kurzem an meinen Frontzähnen. Der eine Schneidezahn will aus der Reihe tanzen, was mir natürlich gar nicht gefällt. Soll ich mir jetzt mit 44 noch eine Zahnspange holen?
Das wäre dann eine widergenetische Behandlung. Deine Zähne sind so, wie sie sein sollen. Durch die kieferorthopädische Behandlung veränderst du deine Schädelsymmetrie! Osteopathisch betrachtet ist es eine Katastrophe! Der Druck, der normalerweise über deine Schädelglocken verläuft, wird asymmetrisch weitergeleitet. Dann bekommst du richtig Stress im Körper: Kopfschmerzen, Durchblutungsschmerzen, chronische Nackenschmerzen. Du bist weniger fokussiert, denn deine Arterien und Venen werden schlechter durchblutet und in der Folge auch das Gehirn. Ich sehe viele Kinder mit Lernschwächen in der Praxis, die nachmittags völlig platt sind. Alles eine Folge von Kieferorthopädie. Oder sie laufen auch noch als lebende Antenne herum mit fester Spange im Mund. So greift man ins Wachstum der Kinder ein. Ich empfehle dann, sich einen biologischen Kieferorthopäden zu suchen.

Ich glaube, ich werde mich lieber mit meinem schiefen Schneidezahn anfreunden. Gibt es noch mehr Stressoren, die wir Normalbürger nicht kennen?
Es gibt Menschen mit Zungendyskinesie. Diesen Patienten erscheint die Zunge im Mund zu groß, die würgen auch gerne mal beim Zahnarzt. Eigentlich soll die Zunge ja ganz entspannt im Mund liegen, aber das klappt nicht. Schuld ist in dem Fall häufig Mamas Brust: Wir haben vier Nerven, die vom Hals in die Zunge gehen. Wenn man als Baby sehr lange an der Brust gestillt wurde, gehen zwei Nerven durch die Bewegung der Zunge in den Hals zurück. Sensorisch sind die fürs Husten zuständig, wenn ich mich verschlucke. Und wenn sich nicht alles wie geplant zurückbildet, dann geht es an die Zähne: Es kommt zu Zahnfehlstellungen, Muskulaturketten im Körper wie der Zungenmuskel, Hals-, Bauch- und Beckenbodenmuskeln werden gestört. Das ist alles bis zum kleinen Zeh miteinander verbunden. Diese Patienten bekom-

men sogar häufiger einen Hallux valgus (eine Fehlstellung des großen Zehs, bei der sich der Ballen immer mehr zur Seite wölbt) und lückige Zähne, denn die Zunge drückt ständig gegen die Zähne. Schlimmstenfalls werden sie immer lockerer und fallen irgendwann raus. Bei mir bekommen solche Patienten einen Schnuller und die Hausaufgabe, fünf Minuten am Tag zu schnullern. Dann bildet sich alles zurück, die Durchblutung und das Konzentrationsvermögen erhöhen sich. Ich konnte so neulich einem Zwillingsgeschwisterpaar ein besseres Abitur verschaffen. Das war ein tolles Erlebnis! Es lag also nicht am Stress – in dem Fall hatten sie nur beide zu lange Zungen!

Da ist ja ganz schön was los in unseren Mündern, man kann offenbar in einer gesunden Mundhöhle ordentlich Stress verursachen oder durch gefühlten Stress das Mundmikrobiom schädigen.
Ich sage ja immer: Stress ist das, was du daraus machst. Wenn bei mir ein gestresster Patient sitzt, dann sage ich immer: Stell dir vor, du wärst in der Steinzeit Anführer einer Familie mit zwölf Kindern, dann hättest du Stress! Da könnte jederzeit der Säbelzahntiger um die Ecke kommen, euch ausrotten, es gäbe nichts zu essen und als Behausung nur eine Höhle. Den Stress, den wir heute haben, den machen wir uns selbst. Wir müssen aufhören, uns um jeden Scheiß Gedanken zu machen. Funktioniert mein Handy oder ist mein Akku aufgeladen, ist kein echter existenzieller Stress.

Zusammenfassung

- Unser Speichel ist ein Indikator für Stress, denn in ihm kann man den Cortisolspiegel messen. Das Stress-Cortisol lässt die Wände der Blutgefäße durchlässiger werden, so werden 800-mal mehr Bakterien und Keime in alle Organe und Gewebe verbreitet, als es sein dürfte.
- Das Mundmikrobiom verändert sich. Wird der Stress nicht abgestellt, droht Parodontitis, die in den Knochen gehen kann – die schlimmste Folge wäre dann Zahnausfall.
- Wird der Stress reduziert oder besser ganz abgestellt, kann es auch wieder besser werden.
- Eine Lemongrasspülung desinfiziert die Mundhöhle, Nelken beruhigen entzündete Stellen.
- Antioxidantien wie Vitamin C, Resveratrol, Grapefruitsamen und Phosphatidylcholin, das die Zellwände stabilisiert, helfen dem Körper von innen.
- Zu 98 Prozent resultiert das Knirschen aus einer frühkindlichen Programmierung gegen eine Dysfunktion der Halswirbelsäule.
- Präventiv hilft eine weiche Schiene, die man über Nacht trägt, da sie alles im Mund entspannt.
- Kieferorthopädische Behandlungen können große Probleme mit sich bringen wie eine Lernschwäche oder Stress im Körper in Form von Kopfschmerzen, Durchblutungsschmerzen, chronischen Nackenschmerzen. Um sicherzugehen, dass keine Beeinträchtigungen als Folge auftreten, besser einen biologischen Kieferorthopäden aufsuchen.
- Zahnlücken, Zahnfehlstellungen, gestörte Muskulaturketten, Durchblutungsstörungen und Konzentrationsprobleme können von einer Zungendyskinesie kommen. Als Erste Hilfe bietet sich in diesem Fall schnullern an.

Ⓐ STRESS UND VERSTOPFUNG

WIE BRINGEN WIR IN DAS UNSEXY THEMA WIEDER SCHWUNG REIN?

Dieses Kapitel ist wirklich nichts für Männer, denn es geht um Verdauung, und die haben wir Frauen ja nicht. Die würden wir uns am liebsten abschrauben und totschweigen, aber wir sind ja auch nur Menschen. Deswegen dürfen Sie jetzt weiterblättern bis zum nächsten Kapitel, wenn Sie ein Mann sind, oder das Buch an dieser Stelle Ihrer Frau überlassen. (Sollte es sich um ein Herzensthema handeln, dann bitte weiterlesen, ich mache auch Ausnahmen.)

Ich weiß gar nicht, wie oft das Thema Verstopfung an mich herangetragen wurde. Und das gar nicht mal nur im Zusammenhang mit Stress, wobei das einer der Hauptauslöser sein kann. Aber der Reihe nach: Spätestens in der Schwangerschaft, wenn Ihr Körper quasi zur Fußgängerzone mit Einblick in alles avanciert, plaudert es sich ja ganz locker darüber. Da werden Tipps und Tricks gehandelt, damit die Nummer läuft wie derzeit Dubai-Schokolade vorm Alsterhaus. Das kann man gut nachvollziehen, denn wenn der Darm zu träge wird, hat das weitreichende Konsequenzen: Östrogen, das von der Leber abgebaut wird und danach ausgeschieden werden soll, bleibt zu lange im Körper, und es kommt zu einem Überschuss. Umgekehrt können auch erst die Hormone zuerst verrutschen: Sinkt der Östrogenspiegel durch beispielsweise Stress ab, kann dadurch die Diversität des Darmmikrobioms verringert und die Barrierefunktion des Darms beeinträchtigt werden. Niedrige Östrogenspiegel führen wiederum zu mehr Stress, weil das Cortisol nicht mehr reguliert werden kann. Das Ganze kann natürlich auch durch externen Stress in Gang gesetzt werden, denn wenn wir gestresst sind, sind wir auf Flucht gepolt und nicht auf Verdauung, sodass unser Körper schon per se die Bremse reinhaut. Am Ende steht immer dasselbe Ergebnis: Es tut sich einfach nix.

Was ich auch ganz interessant finde: Viele Menschen wissen gar nicht, dass sie unter Verstopfung leiden. Sie schütten einfach morgens ihr »Abführmittel« Kaffee in sich hinein, schmeißen die ganze Maschinerie an und denken, alles liefe normal. Dass ihr Kaffee für die Ausschüttung von Stresshormonen und eine Reizung der Darmschleimhaut sorgt, wissen sie nicht. Genauso wenig wie die Tatsache, dass der unnatürliche Reiz für eine unnatürliche Darmentleerung verantwortlich ist. Meine Erfahrung ist: Kaffee wird leider irgendwann zum Problem. Bis Mitte 30 habe ich den auch fröhlich getrunken, dann merkte ich irgendwann, dass Kaffee mich nervös macht und mich an stressigen Tagen schwitzen lässt, als säße ich in der Sauna der verfrühten Menopause oder als hätte ich gerade die Wüste Gobi durchquert.

Und allen »Abführ-Fans« sei gesagt: Ihr kommt da auch noch hin. Sprich: Kaffee fällt aus, Freunde!

Ich las und recherchierte weiter und stellte fest: Das Internet hat tolle Ideen von linksdrehender Bauchmassage über Flohsamenschalen bis hin zu: viel trinken. Oh, wirklich? Mehr Magnesium nehmen, ja, ganz nett. Bewegung – logisch. Wassermelonen und Weintrauben sollen alles ins Rutschen bringen. Gehypt: getrocknete Pflaumen, Dörrpflaumen, Dörrpflaumensmoothie. Sauerkraftsaft (pfui Spinne!), Kimchi und alles Fermentierte, Feigen, Konjakpulver oder Konjaknudeln, bitte ganz viel Obst und Gemüse und natürlich Probiotika. (Aber bitte die richtigen, sonst kommen Sie nur noch mehr ins Ungleichgewicht. Vor einer Einnahme von Probiotika also besser einen Stuhltest machen.)

Ganz nette Klassiker halt, aber meine spannendste Neuentdeckung wurde mir von meiner Kosmetik-Expertin Frau Rohrbach ins Ohr geraunt: eine fermentierte grüne Pflaume, eigentlich eine japanische Aprikose, die mal so richtig von innen aufräumt und feucht durchwischt. Das Besondere: Das kleine Ding hat 30 Monate im eigenen Fruchtsaft geschmort beziehungsweise fermentiert. Dadurch wird es zum durchschlagenden Superfood: Das Pfläumchen enthält doppelt so viele Proteine, Mineralien, Fette, Eisen und Calcium als andere getrocknete Pflaumenarten, fördert die Darmentleerung, unterstützt die Bildung probiotischer Bakterien und hilft bei der Entgiftung und Regulierung des Säure-Basen-Haushalts. Selbst wenn man keine großen Probleme hat, kann man mit dem Ding etwas herumkuren, zur Regulierung des Qi (Lebensenergie) zum Beispiel. Oft wird eine Dreimonatskur damit gemacht, man kann sie aber auch länger oder dauerhaft essen, da es sich ja einfach nur um ein fermentiertes Lebensmittel handelt. Für die traditionelle chinesische Medizin ist das übrigens bereits ein alter Hut. In der asiatischen Kultur und Medizin werden die Pflaumen seit der Tang-Dynastie (7. bis 10. Jahrhundert) fermentiert. Seit über 1000 Jahren wird dieses Wissen weitergegeben und wir hier im Westen haben mal wieder keine Ahnung.

Da ich ja immer neugierig bin, ließ ich mir eine Testpflaume mitgeben. Die Umsetzung ist easy: Die ganze oder vielleicht erst einmal eine halbe Pflaume essen, nicht auf den Kern beißen, 300–500 ml heißes Wasser hinterhertrinken, ins Bett gehen. Kann mal etwas gluckern, drücken oder ziepen. Am nächsten Morgen lässt unser Darm dann alles los, was wir nicht behalten sollen. Und zwar so, dass man hinterher ziemlich flachbäuchig und gut gelaunt in den Tag hüpfen kann. Ich empfand es ähnlich wie die Glaubersalzroutine vor unserer Leberreinigung – mit dem Unterschied, dass ich nichts extrem Bitteres herunterwürgen musste. Monate später erzählte mir dann eine Heilpraktikerin auf Vanessas Hashimoto Day, dass bei all ihren Verstopfungskandidaten dieses Pfläumchen der Durchbruch sei.

PS: Die können übrigens auch Männer essen, aber das müssen Sie ihnen dann schon erzählen. Hier haben sie das ja nicht gelesen ...

VANESSAS REIZDARM-ERFAHRUNG

Als Anna und ich über das Kapitel Verstopfung sprachen, hörte ich mich im Brustton der Überzeugung sagen: »Das ist gar nicht mein Thema! Wenn ich heutzutage zu viel Stress habe oder dann doch mal einen Kaffee trinke, dann setzt der Klogang für einen Tag aus. Aber sonst ...« Beim Stichwort »Kaffee« fiel mir plötzlich ein, dass es da mal ein gegenteiliges Problem gab. Und was für eins! Ein wirklich lebensveränderndes, unangenehmes, das mich komplett im Griff hatte.

Und so kam's: Irgendwann schlich sich ein, dass ich, bevor ich das Haus verließ, mehrmals auf die Toilette ging. Denn immer öfter kam der Drang, das große Geschäft auch unterwegs zu verrichten. Und zwar ganz unbedingt und sofort! Das wurde immer schlimmer. Mit der Zeit kannte ich jede Toilette in jeder Ecke der Stadt, in jeder Autobahnraststätte, jedem Restaurant und jedem Laden in der Nähe. Der nette Besitzer des Blumenladens in der U-Bahn-Haltestelle um die Ecke ließ mich mal auf sein Klo. Genau wie Verkäuferinnen in Mode-Boutiquen in ganz Europa und sogar in Südafrika. Tankstellen-Mitarbeiter schlossen für mich die Angestellten-Toilette auf. Im Auto und in allen Handtaschen hatte ich Großpackungen an Feuchttüchern gebunkert. Im Notfall lief ich in Wälder, hockte mich hinter Büsche oder versteckte mich in wenig einsehbaren Ecken in Parks. Heute kann ich das ganz entspannt aufschreiben, aber damals war das eine furchtbare Zeit. Ich hatte immer das Gefühl, mich erklären zu müssen. Mein Mann hatte unglaublich viel Geduld und Verständnis. Aber wenn er den Motor vorm Haus startete, um mit mir irgendwohin zu fahren, sprang ich meistens noch mal aus dem Auto, rannte in die Wohnung und ging sicherheitshalber auf Toilette. Aus Angst, gleich wieder unterwegs zu müssen und dabei wieder in eine unangenehme Situation zu geraten.

Das alles kostete natürlich Zeit und wir und ich kam dadurch immer zu spät. Das machte meinen Pünktlichkeit liebenden Ehemann nicht gerade glücklich – und setzte mich nur noch mehr unter Druck. Mir war relativ schnell klar, dass das Kind einen Namen hatte: Reizdarm.

Ich dachte erst, dass die Ursache mein MCAS, mein Mastzellaktivierungssyndrom sein musste. Bei Stress (und nach Kaffeekonsum) setzen die Mastzellen unter anderem im Darm Histamin frei, was zu Durchfall führen kann. Ich mied also alles, was diesen Zustand provozierte, und warf mir vor jedem Aufbruch alles an Antihistaminika und Mastzellstabilisatoren ein, was die Hausapotheke so hergab. Das funktionierte mal – um beim nächsten Ausflug wieder komplett nach hinten loszugehen. Im wahrsten Sinne des Wortes. Das Komische war allerdings, dass ich zu Hause nicht davon geplagt wurde.

Ein SIBO (Small Intestinal Bacterial Overgrowth) wurde ausgeschlossen. Ich hatte auch keine Schmerzen und keine übermäßige Luft im Bauch, was für einen klassischen Reizdarm gesprochen hätte. Nach wochenlangen Tests saß mir die Ärztin achselzuckend gegenüber. Ein Antibiotikum könnte sie mir noch anbieten. Wofür? Wieder Achselzucken. Enttäuscht, hoffnungslos und ein bisschen panisch, dass dieser Zustand nie wieder aufhören würde, ging ich nach Hause.

Zum Glück kam mir irgendwann mein Hypnose-Therapeut in den Sinn. (Sie lesen mehr von ihm in unserem »Psyche und Stress«-Kapitel.) Ich machte einen Termin bei ihm und saß ein paar Tage später auf seinem roten Ledersessel. In der Hypnose kam heraus, dass meine Oma (und der Rest der verstorbenen Familie) meinen Freiheitsdrang nicht so gut fanden und dass ich in meinem Leben prinzipiell alles anders gemacht habe als die übrige Bagage. Deshalb wollte sie mich mit dem Reizdarm-Syndrom ausbremsen. Was über viele Monate gut funktioniert hat. Ich bedankte mich in der Hypnose bei Oma und den anderen, dass sie versucht hatten, mich zu beschützen, und sagte ihr/ihnen charmant, dass ich das ab jetzt wieder allein gewuppt bekommen würde. Langsam holte mich Thomas Schopf zurück aus der Trance – und ich war gespannt wie ein Flitzebogen, ob das ganze Drama jetzt ein Ende hatte.

Ob die Oma und ihr übertriebener Beschützerinstinkt aus dem Jenseits jetzt wirklich die Ursache waren oder nicht, war mir dabei ganz egal. Denn nach und nach verschwand mein unangenehmes Problem.

Ich konnte es selbst kaum glauben. Zur Sicherheit trug ich noch sehr lange die Feuchttücher in meiner Handtasche spazieren. Und bei jedem aushäusigen Toilettendrang machte sich Angst in mir breit, nun ginge alles wieder von vorne los. Aber dem war nicht so.

Ich möchte mit dieser Geschichte nicht sagen, dass alle Reizdarm-Betroffenen eine Oma wie meine in ihrem Unterbewusstsein mit sich herumtragen, die ihren Darm zu allen unmöglichen Zeiten anregt. Aber dank der mentalen Arbeit, die ich seit zehn Jahren intensiv betreibe, haben sich auch meine physischen Symptome sehr verbessert. Unsere Seele hat einen immensen Einfluss auf unseren körperlichen Zustand. Und manchmal hilft eben nicht die Pille, sondern der Blick nach innen, um sich besser zu fühlen.

Das große Geschäft

Wie oft ist eigentlich normal?
Man liest immer wieder, dass es kein Normal gäbe. Dreimal täglich oder zweimal wöchentlich – alles soll normal sein. Die meisten ganzheitlichen Ärzte sprechen aber alle eine Sprache: täglich einmal wäre wünschenswert und am besten. Natürlich sollte die Nummer schmerzfrei ablaufen.

Wie soll's aussehen?
Für Fans von »Wir wollen es ganz genau wissen«: Die ideale Konsistenz laut Bristol-Stuhlformen-Skala ist wurstartig mit rissiger oder glatter Oberfläche. Leicht auszuscheiden. Auch glatte, weiche Klümpchen gelten noch als gesund, wenn die Nummer beschwerdefrei abläuft. Perfekt ist, wenn man kein Toilettenpapier benötigt – aber vielleicht auch etwas unrealistisch. Farbe: Hell- bis Dunkelbraun.

Gibt es eine ideale Position?

Ja, am besten gehen Sie in eine Hockhaltung, die wir auf unseren Toiletten eigentlich gar nicht hinbekommen. Es sei denn, wir stellen uns einen Hocker vor die Toilette. Ähnlich wie beim Gang hinter den Busch. Dann wird der Darmkrümmung ideal entgegengearbeitet, der Beckenbodenmuskel entspannt sich und der Darm kann sich leichter entleeren.

Dauerhafte Verstopfung

Sollte es bei Ihnen nicht klappen, lassen Sie es ärztlich abklären: Am einfachsten ist ein Stuhltest, um zu schauen, ob das Darmmikrobiom in Balance ist. Außerdem sollten Sie Ihre Schilddrüse kontrollieren, denn eine Unterfunktion macht gerne eine Verstopfung. Die Ernährung spielt natürlich eine Riesenrolle, prüfen Sie, ob Sie genug Ballaststoffe essen und genug trinken. Auch Medikamente können dem Ganzen den Drive entziehen: Antidepressiva, Schmerzmittel, Neuroleptika, Eisentabletten, Blutdruckmedikamente und Betablocker, Herz-Kreislauf-Medikamente, Beruhigungs- und Schlafmittel machen träge, indem sie die Aktivität der Nervenzellen im Darm hemmen, und können so Verstopfung auslösen.

Weil wir es ja immer ganz genau wissen wollen, hier noch zwei Fragen an Dr. Thomas Bacharach, Experte für ein gesundes Mikrobiom mit Spezialisierung auf SIBO, leaky gut und Reizdarm.

Wie kommt es bei den meisten Menschen zu Verstopfung?

Bleiben wir beim Essen und Trinken: Wenn wir nicht genug trinken, um das Stuhlvolumen zu erhöhen, haben wir ein Problem. Wenn man oben zu wenig reinkippt, wird dem Darm zu viel Wasser entzogen, und dann trocknet alles ein. Ich empfehle immer, 2–3 Liter Flüssigkeit zu trinken und so wenig Alkohol und Zucker wie möglich. Kaffee trocknet natürlich auch aus, hat aber auch eine antreibende Wirkung. Stellen Sie sicher, dass Sie Ihre 20–40 Gramm Ballaststoffe zu sich nehmen. Schnelle Kohlenhydrate, weißes Mehl, viel Fleisch kann auch verstopfend wirken. Wobei Fleisch per se nicht schlecht ist, aber es muss Gemüse dabei sein.

Dann ist Bewegung ganz wichtig, denn dann bewegt sich der Darm mit. Wenn wir laufen gehen, regt das die Darmperistaltik an. Das hat sich die Natur so gedacht, wir sollen nämlich nicht nur am Schreibtisch sitzen und im Bett liegen.

Ebenfalls ein Riesenthema ist natürlich Stress. Einige stresst es, dass sie auf der Arbeit nicht zur Toilette gehen wollen, manche Menschen brauchen morgens ihren regelmäßigen Ablauf. Und wenn der nicht möglich ist oder sie sich den Gang verkneifen, können sie sich eine Verstopfung auch regelrecht antrainieren. Man kennt das auch von Kleinkindern, die dann richtig Schmerzen bekommen.

Generell gilt, wenn wir sehr angespannt sind: Der Körper stellt sich auf Kämpfen oder Fliehen ein. Die Verdauung wird nicht gebraucht. Also reduziert der Körper die Bewegung des Darms, fährt die Durchblutung runter und die Verdauungssäfte werden reduziert. Man kann wirklich sogar jahrelang unter Verstopfung leiden nur wegen Stress. Auch wenn jemand depressiv ist, wenig Appetit hat, sich zu wenig bewegt – gleiches Resultat. Bei Frauen kommen dann noch die Hormone hinzu.

Während der Periode verändert sich die Verdauung. In der zweiten Zyklushälfte steigt das Progesteron an und das entspannt die Muskulatur im Darm. Gerade in dieser Phase kommt es häufiger zur Verstopfung. In der Schwangerschaft ist das auch oft der Fall. Und, nicht zu vergessen, Schilddrüsenunterfunktion und Hashimoto machen Verstopfung. Dann gibt es noch den Faktor Alter, denn wenn wir älter werden, wird der Darm träger. Auch dafür gibt es viele Gründe: Ältere Menschen trinken weniger, essen weniger, bewegen sich weniger. Generell ist die Bewegung, der Stoffwechsel weniger.

Kommen wir zu den Tipps, wenn es klemmt. Was rätst du da? Prävention und SOS, bitte.

Was ich total liebe, ist morgens direkt nach dem Aufstehen einen halben Liter warmes Wasser zu trinken, nicht ganz teeheiß. So gibt man dem Körper direkt Flüssigkeit, die er über Nacht verloren hat, und man regt den Bauch angenehm an.

Flohsamenschalen, Leinsamen und Chiasamen sind auch immer gut, die regen an, wobei ich Flohsamen am besten finde. Einfach 1–2 Teelöffel in warmes Wasser einrühren. So erhöhst du ganz leicht deine Ballaststoffmenge. Nach der chinesischen Organuhr hat der Dickdarm seine Zeit zwischen 5–7 Uhr – das ist im Sinne des Erfinders. Und dann noch eine kleine Runde Yoga oder Stretching, dann hat man super vorgebeugt.

Wenn es ernster wird, dann empfehle ich Magnesiumoxid, das wird vom Darm schlecht aufgenommen und hat dadurch eine leicht abführende Wirkung. Daneben, wenn es noch ernster wird, gibt es noch die fermentierten Pflaumen. Am Anfang mit einem Bissen anfangen. Oder erst mal nur eine halbe essen. Wenn du weißt, dass du jahrelang unter Verstopfung leidest, kannst du sie auch regelmäßig nehmen, für einen Reinigungseffekt eben temporär. Es ist ja einfach »nur« ein Lebensmittel.

Zusammenfassung

- Bei Verstopfung kann es zu einem Östrogenüberschuss kommen; umgekehrt machen auch sinkende Östrogenspiegel den Darm träge, verringern die Diversität des Darmmikrobioms und die Barrierefunktion des Darms wird beeinträchtigt.
- Auch externer Stress führt zu Verstopfung, da wir in Stresssituationen auf Flucht gepolt sind und die Verdauung dann nicht gebraucht wird.
- Viele Menschen wissen gar nicht, dass sie unter Verstopfung leiden. Der Kaffee, den sie trinken, verursacht in ihrem Körper Stress und ruft dadurch eine unnatürliche Darmentleerung hervor, wirkt also als »Abführmittel«.
- Natürliche Selbsthilfe: Flohsamenschalen, viel trinken, Bewegung, Magnesium, Trockenobst, Fermentiertes, Konjakpulver oder -nudeln.
- Die japanische Aprikose hilft ebenfalls bei Verstopfung, dauerhaft oder nur temporär eingenommen. Sie reinigt den Darm und baut gute Darmbakterien auf.
- Reizdarmprobleme können auch psychische Ursachen haben. Es lohnt sich, einen genauen Blick darauf zu werfen.

V STRESS UND EPIGENETIK
LIEGT'S AN DEN GENEN ODER SIND WIR SELBST DRAN SCHULD?

Gene – der Begriff hört sich immer nach Biologieunterricht oder TV-Doku auf den hinteren Programmplätzen an. Dabei – und das kann ich Ihnen jetzt schon versprechen – sind sie in unserem täglichen Leben und an dem Ihrer Kinder präsenter, als Sie sich das jemals vorstellen konnten. Sie haben großen Einfluss auf unseren Umgang mit Stress – und wir haben großen Einfluss darauf, welche Gene überhaupt angeknipst werden.

Warum bin ich genau die Richtige für dieses Kapitel? Weil ich einen Gendefekt habe! Sieht man nicht. Aber ich kann das schon mein ganzes Leben lang spüren. Und wie. Und als hätten wir es uns ausgedacht, geht es bei meinem kleinen Problem auch noch ums Thema Stress!

Von klein auf war klar: Krieg ich ein paar Tage hintereinander zu wenig Schlaf, werde ich krank. Und so gibt's von mir ganz viele Bilder aus Kleinkindzeiten mit Halstuch. Später wurde ich zum Workaholic. Zig Sachen parallel bearbeiten – aber ja! Noch ein Projekt? Mach ich! Das Problem aber war, dass mein Körper auch mit Anfang 30 irgendwann die Reißleine zog und ich krank wurde. Erst war es nur die Angina meiner Kindheit. Immer und immer öfter. Später bekam ich eine Nebennierenschwäche. Hier geben die kleinen Kappen, die auf unseren Nieren sitzen und unsere Stresshormone bilden, einfach den Geist auf. Nichts geht mehr. *Nada*. Aufstehen morgens wird zur Qual, ganz egal, wie lang man geschlafen hat. Drei Wochen Urlaub bringen nichts. Man ist einfach immer müde oder besser gesagt: erschöpft! Und dieses Gefühl ist mit nichts zu vergleichen. Man kann müde sein, wenn man in einer Schilddrüsenunterfunktion steckt. Hatte ich auch schon mit meinem Hashimoto. Oder wenn man kein Eisen im Körper hat und der Sauerstoff vor allem im Gehirn fehlt. Wenn man einen Vitamin-B12-Mangel hat ... Aber all das ist nicht zu vergleichen mit einer Nebennierenschwäche.

Nach zwei dieser unschönen Episoden und vielen Änderungen am Lebensstil mit wenig Besserung ging mein Arzt auf die Suche nach der Ursache. Bei meinen Genen wurde er fündig, und zwar genauer auf dem COMT-Gen: ein sogenannter COMT-Polymorphismus mit verringerter Genaktivität! Wie mein Arztfreund Til immer sagt: »Du hast ein Gaspedal, aber keine Bremse.« Meine Stresshormone Dopamin, Noradrenalin und Adrenalin werden wunderbar gebildet, aber nicht mehr abgebaut. Die Folge: Ich kann ackern wie eine Wilde, aber ich komme dann abends nicht mehr runter. Schlafen und ganz allgemein das Thema Entspannung wurden so zum Problem. Und da hängt jegliche Art von Regeneration mit dran; auch, wie man mit Stress umgeht.

Um meinem Körper die Chance zu geben, die Batterien bei dem hohen Verbrauch an Energie wieder regelmäßig aufzuladen, trinke ich zum Beispiel (wenn überhaupt) nur noch entkoffeinierten Kaffee. Der muss – wie alles, was ich zu mir nehme – aus Bio-Anbau kommen. Menschen wie ich haben nämlich auch ein Entgiftungsproblem – und einen permanenten Mangel an sämtlichen Mikronährstoffen. Mein dauernd auf Hochtouren laufender Motor braucht eben mehr Vitamine, Mineralien und Spurenelemente. Daher sieht es in unserer Küche aus wie in einer gut sortierten Apotheke, und auf Reisen hat mein Mann regelmäßig die Befürchtung, dass wir als Drogendealer hopsgenommen werden. Mein Koffer ist zur Hälfte mit Klamotten, zur anderen Hälfte mit Pillenpackungen gefüllt.

Zum Nachmittag hin tritt meine Blaulichtfilterbrille in Aktion und die ersten kleinen Entspannungshelfer: GABA (γ-Aminobuttersäure), Phosphatidylserin, CBD-Öl, Magnesium ... Vorm Schlafengehen nehme ich dann eine relativ hohe Dosis Melatonin. Die meisten landen bei drei

Milligramm schon fast im Koma. Ich schlummere mit einem Vielfachen davon wie ein Baby und springe am nächsten Morgen wie ein junges Reh (gut, das klappt mit 47 auch immer seltener ...) aus dem Bett.

Dr. Manuel Burzler ist Experte, wenn es um das Thema Gene geht. Epigenetik heißt diese relativ junge Wissenschaft. Umso spannender ist, wie hoch ihr Einfluss auf unser ganz alltägliches Leben ist. Und was wir alles tun können, um die guten Gene anzuschalten und damit unsere Stressresilienz zu verbessern – auch bei unseren Kindern. Dr. Burzler, bitte schön ...

Was ist Epigenetik?

Epigenetik ist eine Wissenschaft, die beleuchtet, welchen Einfluss jeder auf seine Gene und seine Genaktivität hat. Wir haben unseren Bauplan, der in jeder Zelle zu finden ist. Es gibt einen Zellkern und darin befindet sich unsere DNA. Nur 1,5 Prozent unserer DNA sind Gene. Früher haben wir gedacht, dass die restlichen 98,5 Prozent Junk-DNA wären. Das habe ich so noch im Medizinstudium gelernt. Mittlerweile wissen wir – gerade auch in Bezug auf Stress –, dass diese Junk-DNA sehr bedeutsam ist. Die 1,5 Prozent DNA sind unser Blueprint. Ein Beispiel: Ein Verdauungsenzym soll gebildet werden. Die Zelle bekommt ein Signal: Bau bitte dieses Protein. Daraufhin wird das passende Gen abgelesen und das Protein gebildet. Die Bauchspeicheldrüse schüttet es in den Darm aus und die Nahrung kann verdaut werden. Es gibt Tausende Enzyme oder Proteine in unserem Körper. Das Spannende ist, dass das Epigenom ein Mechanismus oberhalb unserer Gene ist, der die Gene an- und ausschaltet, mithilfe unterschiedlicher biochemischer Prozesse. Dieses An- und Ausschalten ist beeinflussbar. Durch innere Prozesse oder durch äußere Einflüsse. Hier ist vor allem die Nahrung gut erforscht. Aber auch chronischer Stress, Schlaf, das Thema Sonne und Licht, Vitamin D, Umweltgifte, Pestizide, Schwermetalle ... Wenn wir über Stress sprechen, ist das Interessante, dass in unserer DNA sogenannte microRNAs abgelesen werden. Diese befinden sich neben unseren Genen. Und die kann man im Blut testen. Daran sieht man, ob jemand akuten oder chronischen

Stress hat und wie hoch die Wahrscheinlichkeit ist, dass derjenige daraus chronische Krankheiten entwickelt.

Gibt es genetische Voraussetzungen, die zeigen, ob man mit Stress gut umgehen kann oder nicht?

Definitiv. Es gibt sogenannte SNP-Tests. Hiermit wird die Genetik gemessen. Man schaut sich damit an, welche bestimmten Genvariationen jemand hat. Es gibt zum Beispiel das COMT-Gen. Wenn das abgelesen wird, entsteht das COMT-Enzym. Das wiederum baut Adrenalin, Noradrenalin, Dopamin und Östrogen ab. Es gibt genetische Variationen, die man seit der Geburt hat, bei denen dieses Enzym in seiner Aktivität verlangsamt ist oder sehr schnell arbeitet. Entweder hat man ein »normales« Gen als Wildtyp bezeichnet oder einen langsamen SNP oder einen schnellen SNP. Es gibt Menschen, die haben ein schnelles COMT, das sind die gechillten Typen. Bei anderen arbeitet das COMT-Enzym ganz langsam. Das sind die Menschen, die leicht gestresst sind, aber dazu tendieren, ein Workaholic zu sein. Und dann mit 35 bis 40 Jahren in einen Burn-out rutschen.

Und epigenetische Voraussetzungen?

Es gibt mittlerweile gute Studien, die zeigen, dass, wenn die Mutter während der Schwangerschaft sehr angespannt ist, das Kind in seinem späteren Leben schneller gestresst ist. Umso gestresster die Mutter während der Schwangerschaft ist, umso schneller könnte das Kind sich gestresst fühlen und eine niedrigere Stressresistenz besitzen. Während das Kind im Mutterleib heranwächst, wird schon das Epigenom beinflusst. Die Stresshormone der Mutter haben darauf einen großen Einfluss. Ist das Kind geboren, hat auch das Umfeld des Kindes Einfluss auf sein Epigenom.

Das wird alle Eltern interessieren: Welchen Einfluss haben frühkindliche Erfahrungen auf unseren späteren Umgang mit Stress?

Aktuell vermutet man, dass das Kind nicht so stressresilient ist, wenn in seinem frühen Umfeld viel Unruhe und Anspannung herrschte. Es gibt

Studien an Mäusen, die zeigen, dass Mutter und Vater chronischen Stress und dessen Folgen epigenetisch weitervererben.

Können Stress und Trauma über Generationen vererbt werden?
Dieser Punkt wird gerade stark diskutiert. Prof. Dr. Isabelle Mansuy von der ETH Zürich forscht an Mäusen, traumatisiert sie und schaut, wie weit die Nager diese Traumata weitervererben. Bei Mäusen ist das tatsächlich so. Wenn man die Maus allerdings in ein soziales, tolles Umfeld setzt, das für sie gesund ist, wird das Epigenom wieder ins Positive umgeschrieben. Für die traumatisierte Maus und auch für die Nachfahren. Prof. Mansuy und auch ich vermuten, dass man das auch auf den Menschen übertragen kann. Wir kennen allerdings die Prozesse noch nicht ganz.

Wie können wir als Erwachsene besser mit Stress umgehen, wenn unser Epigenom im Mutterleib oder als kleines Kind »falsch« kodiert wurde?
Eine gute Basis, um richtig mit Stress umzugehen, ist zu wissen, welche genetische Voraussetzung man mitbringt. Das oben genannte COMT-Gen zum Beispiel. Aber auch in welcher Form man Serotonin weiterverarbeitet. Oder auch abbaut. Das erfährt man über den MAO-SNP-Test. Das ist das eine.

Das andere – und da kommen wir zur Sozio-Epigenetik – hat etwas mit unserem Umfeld zu tun. Ein Kind sollte in einem Umfeld aufwachsen, das für den Nachwuchs und die ganze Familie gesund ist. Deshalb sollte man Verbundenheit, Kreativität, Sicherheit fördern. Das Kind muss Liebe spüren, nicht nur zu Mutter und Vater, sondern auch in einer größeren Gemeinschaft. Oxytocin, unser Kuschelhormon, wird nicht nur ausgeschüttet, wenn eine Frau ein Kind bekommt, sondern auch, wenn wir uns umarmen und lieben. Dieses Hormon hat eine positive epigenetische Wirkung. Das bedeutet, eine erfüllte Partnerschaft, eine glückliche Familie und ein stabiler Freundeskreis können uns im Erwachsenenalter helfen, unser Epigenom positiv zu verändern und damit besser mit Stress umzugehen.

Haben Erwachsene Einfluss auf ihr Epigenom – positiv wie negativ?
Das Epigenom ist flexibel. Es ist innerhalb von drei bis sechs Monaten veränderbar. Die oben angesprochenen microRNAs kann man innerhalb von drei Monaten verändern. Methylierungen – also ob ein Gen an- oder ausgestellt wird – sind innerhalb von sechs Monaten veränderbar. Allerdings müssen wir konstant an der Veränderung arbeiten. Es bringt nichts, einmal zehn Minuten laufen zu gehen. Erst wenn ich über einen längeren Zeitraum regelmäßig Sport mache, verändere ich mein Epigenom. Genauso bei der Ernährung: Wenn ich drei bis sechs Monate gesund gegessen habe, kann ich mal wieder sündigen, weil ich mein Epigenom umgeschrieben habe.

In Bezug auf Epigenetik: Wie leben wir Menschen am gesündesten?
Es gibt unterschiedliche Einflussbereiche, die wichtig sind. Erstens die Psyche: Wir machen uns jeden Tag Gedanken, haben Gefühle, Glaubenssätze, die uns stressen oder Angst machen, also einen negativen Einfluss haben. Positive Gedanken hingegen haben einen guten Einfluss auf uns. Hier machen Persönlichkeitsentwicklung, Therapie und innere Arbeit sehr viel Sinn, um sich selbst und sein Verhalten besser kennenzulernen. Mit der Zeit merkt man: Ich kann mein eigenes inneres Selbst so beeinflussen, dass ich nicht jeden Tag negative Gedanken und Emotionen habe. Was viele unterschätzen: Durch die destruktiven Gedanken sende ich Stresshormone wie Adrenalin, Noradrenalin und Cortisol in mein System. Ich stresse mich also selbst. Verändere ich mein Bewusstsein und meine Einstellung zu mir und zum Leben, reduziert sich die Menge an Stresshormonen, die ich nur durch meine Gedanken auslöse – und auch das schreibt sich im Epigenom nieder.

Dr. Joe Dispenza hat zum Beispiel erforscht, dass regelmäßige Meditation das Epigenom positiv beeinflusst. Andere Möglichkeiten der Entspannung sind Bewegung, Yoga, Atemübungen.

Wie sieht es mit der Ernährung aus?
Die Nahrung sollte vor allem ballaststoffreich wie mit Gemüse sein und gute Phytonährstoffe enthalten. Diese wirken antientzündlich und ha-

ben eine epigenetische Wirkung. Oft wird von mediterraner Kost gesprochen. Viele denken, das beinhaltet auch Nudeln und Pizza, also glutenhaltigen Weizen. Stattdessen bedeutet mediterrane Kost: ein- bis zweimal pro Woche Fisch, viel Obst und sehr viel mehr Gemüse. Letzteres beinhaltet Ballaststoffe, die für unsere Verdauung im Allgemeinen und die Darmbakterien im Speziellen wichtig sind. Sie sind das Futter für das Darmmikrobiom. Und das wiederum bildet Vorbotenstoffe, die wir zum Beispiel für unser Glückshormon Serotonin benötigen oder für GABA, unser Entspannungshormon. Aber auch kurzkettige Fettsäuren wie Butyrat. Das füttert die Darmzellen, damit hier keine Entzündung entsteht. Aber Butyrat wirkt auch epigenetisch darauf ein, wie wir Stress regulieren. Das bedeutet, es gibt eine Verbindung zwischen den Darmbakterien und unserer Genaktivität.

Welche Stoffe aus der Nahrung können noch helfen?
Quercetin zum Beispiel aus Zwiebeln, Kapern oder Schnittlauch, das epigenetisch auf die Stressregulierung einwirkt. Genauso wie EGCG aus grünem oder weißem Tee. Dieser Stoff wirkt nicht nur in der Stressregulation, sondern auch im Longevity-Bereich. Olivenblattextrakt, aber auch Resveratrol aus der Haut der Weintraube, aus Himbeeren, Preiselbeeren, Johannisbeeren und Erdbeeren spielen bei der Stressregulation eine Rolle. Weniger bekannt ist vielleicht Berberin, aber auch Kurkuma hilft. Und: Ingwer! Das enthaltene Gingerol wirkt auch epigenetisch positiv auf unseren Umgang mit Stress. Sulforaphan aus Kreuzblütlern wie Brokkoli und anderen Kohlsorten ebenfalls.

Reicht es, die genannten Nahrungsmittel regelmäßig zu essen, oder brauchen wir höhere Dosen aus Nahrungsergänzungsmitteln?
Die Ballaststoffe bekommst du aus Gemüse und Obst. Bei den anderen Stoffen ist es nur teilweise möglich. Wichtig ist, dass man den Grundstock an den oben genannten Stoffen aus der Ernährung bekommt. Wahrscheinlich muss man zusätzlich mit Supplementen unterstützen. Aber: Hier hat sich herausgestellt, dass je näher das Präpa-

rat an der Natur ist, die Wirkung umso besser ist. Daher auf Qualität achten.

Was hältst du von dem gerade sehr modernen Longevity-Trend?
Longevity bedeutet für mich nichts anderes als Prävention, um chronische Erkrankungen, die wir in unserer Gesellschaft immer früher bekommen, zu verhindern. Anstatt ihre Physiologie zu hacken, lernen die Leute nicht, die Basics zu beachten: guter Schlaf, Vitamin D und Sonne; die Mitochondrien, die Kraftwerke unserer Zellen, zu unterstützen, gesunde Ernährung, Stress zu reduzieren, Entspannungstechniken zu lernen etc. Wie kann ich die aufbauen, versorgen, aber auch entgiften? Wie kann ich meinen Körper entgiften, Leber und Darm unterstützen? Und dann kann ich mich um das Thema Longevity kümmern. Neben dem biologischen Alter, das man heutzutage messen kann, geht es darum, zu schauen, wie lang die Telomere sind, die Schutzkappen unserer Chromosomen, die im Alterungsprozess eine wichtige Rolle spielen. Wie sehen die Entzündungsgene aus? Durch die Nahrung kann man auf Letztere Einfluss nehmen, sodass die Entzündungen im Körper gar nicht erst entstehen. Das neue Stichwort ist *inflammaging* – Altern durch Entzündung. Hier hilft, sich so antientzündlich wie möglich zu ernähren und die antientzündlichen Phytonährstoffe einzunehmen, die die Entzündungsgene runterregulieren.

Was ist antientzündliche Ernährung?
Man sollte Lebensmittel vermeiden, die schon beim puren Genuss Entzündungen in unserem Körper auslösen. Das sind stark verarbeitete und Fertigprodukte, glutenhaltige Getreidesorten, Konservierungsstoffe, die zusätzlich den Darm entzünden. Nachtschattengewächse wie Tomaten, Kartoffeln, Paprika und Auberginen, aber auch Schweinefleisch wirken entzündlich. Antientzündlich hingegen sind Entenfleisch, Rindfleisch, Gemüse und Obst außerhalb der Nachtschattengewächse und viele Gewürze und Kräuter.

Was ist die gesundheitliche Folge, wenn ich all deine Tipps ignoriere und so weitermache wie die meisten bisher?

So, wie sich die Gesellschaft im Moment gesundheitlich entwickelt, sehen wir, dass viele chronische Erkrankungen immer weiter zunehmen und die Betroffenen immer jünger werden. Mit circa 56 Jahren haben viele statistisch gesehen mittlerweile mindestens eine Erkrankung. In einer Welt mit viel Stress und vielen Umweltgiften kann unser Körper viel kompensieren. Aber irgendwann kommen schleichend die Probleme: Müdigkeit, weil die Mitochondrien nicht mehr richtig arbeiten. Aus einer erworbenen Mitochondriopathie können Depressionen, Fettleibigkeit, Hormonsystemstörungen, Diabetes Typ 2, Herz-Kreislauf-Erkrankungen und Autoimmunerkrankungen entstehen. Auf lange Sicht aber auch Demenz aus einem langjährigen proentzündlichen Prozess.

Hormone sind ein wichtiges Thema, gerade für uns Frauen. Was passiert da bei Stress?

Bei Frauen wie bei Männern passiert bei chronischem Stress Folgendes: Die Vorstufe von Progesteron ist Pregnenolon. Aus Pregnenolon wird aber auch Testosteron und Cortisol gemacht. Wenn ich sehr viel Stress habe, entscheidet sich der Körper, eher Cortisol zu bilden. Deshalb habe ich nicht mehr genügend Pregnenolon für Progesteron übrig und rutsche in einen Progesteronmangel. Daraus wiederum entsteht ein relativer Östrogenüberschuss. Männer lagern dann an der Hüfte Fett ein, Libidoverlust entsteht. Auch bei den Frauen. In Fettdepots wird vermehrt das Enzym Aromatase gebildet, das bildet aus Testosteron Östrogen. So habe ich noch mehr Östrogenüberschuss im Körper. Was kann man dagegen tun? Bioidentische Hormone können helfen. Aber natürlich wäre noch besser, aus dem stressigen Lebensstil rauszukommen. Gerade auch, wenn Frauen schwanger werden wollen! Da steht einem das gerade Beschriebene nämlich richtig im Weg.

Was machst du jeden Tag, um nicht in diesen epigenetischen Teufelskreis zu kommen?
Ich beginne morgens immer mit der Reinigung meiner Zunge mit einem Zungenschaber und mit Ölziehen, um die über Nacht entstandenen Giftstoffe aus dem Mund zu entfernen. Dann mache ich Sport oder ich gehe mit dem Hund raus. Ich esse mittags zum ersten Mal am Tag, da gibt's biologisch angebaute Sachen, vor allem Salat. Unterwegs versuche ich, so gesund wie möglich zu essen. Das funktioniert nicht immer. In diesen Fällen nehme ich sogenannte Binder wie Chlorella oder Zeolith, die Giftstoffe an sich binden und so ohne negative Auswirkungen aus dem Körper transportieren. Ich meditiere täglich 10 bis 40 Minuten, mache Kraftsport. Ich lasse alle sechs Monate im Blut messen, wie es mit den Mikronährstoffen aussieht. Und ich schaue mir bestimmte Marker an, die zeigen, wie es den Mitochondrien geht, ob Autoimmunprozesse in Gang sind, wie die Stress- und Entzündungsgene aussehen und wie mein biologisches Alter gerade ist. Daraufhin kann ich gezielt reagieren und die richtigen Stoffe einnehmen, um das alles im Fall der Fälle zu verbessern.

Nicht jeder hat deine Möglichkeiten. Was würdest du den Lesern empfehlen, um möglichst lange möglichst gesund zu bleiben und mit dem ganz normalen Stress unserer Zeit gut umzugehen?
Erst mal so gesund wie möglich essen. Fünfmal eine Hand voll Obst und Gemüse am Tag. Das ist gar nicht so viel. Man sollte gute Fette zu sich nehmen: Oliven-, Kokos-, Lein- und ein Algenöl als Omega-3-Quelle, damit die Zellen gut miteinander arbeiten können. Ein- bis zweimal pro Woche sollte man Fisch essen, genauso oft nur Fleisch. Kein Gluten und so gut es geht immer alle Lebensmittel aus biologischem Anbau.

Zusätzlich sollte man erforschen, wo im eigenen Leben die Stressquellen sind. Stress ist der Killer Nummer eins. Und damit meine ich nicht nur den emotionalen Stress, sondern auch zum Beispiel Umweltgifte, Pestizide, Insektizide, Schwermetalle ... Deshalb sollte die Nahrung so sauber wie möglich sein.

Regelmäßige Bewegung ist wichtig – und Schlaf! Wir leben, meines Erachtens, in einer nicht schlafen können Epidemie. Die Gesellschaft findet es toll, wenn jemand zu wenig oder schlecht schläft. Dabei sind sechs bis acht Stunden das Minimum. Wenn ich fünf Tage schlecht schlafe, werden bis zu 700 Gene fehlreguliert. Zusätzlich kommt man in einen Prädiabetes-Zustand. Das bedeutet, dass die Insulinsensitivität der Zellen negativ beeinträchtigt wird.

Stichwort Schlaf: Was muss ich beachten, um besser zu schlafen?
In unserer modernen Welt ist blaues Licht ein großes Problem. Wir müssen LED-Lampen nutzen, weil die gute alte Glühlampe abgeschafft wurde. Dazu Handys, Tablets, TV, Computer ... All das sorgt dafür, dass unsere Melatonin-Produktion abends nicht angeschaltet wird. Ab 19 Uhr sollte man die Beleuchtung auf rotes Licht umstellen. Oder – gerade, wenn man noch Handy und Co. nutzen möchte – eine Blaulichtfilterbrille tragen. Die Patienten sagen mir nach ein paar Tagen: Ich werde jetzt wieder abends so müde wie als Kind. Die Brille muss man wirklich so lange tragen, bis man schlafen geht, sonst ist es für das Gehirn wie ein Sonnenaufgang und man wird wieder wach. Drei Stunden vorm Schlafengehen sollte man keinen Sport mehr machen, zwei Stunden davor nichts Schweres mehr essen. Die Temperatur im Schlafzimmer sollte höchstens 19 bis 20 Grad und es muss komplett dunkel sein. Das ist auch für die Durchschlafqualität wichtig.

Und das war's? Mit all den Sachen bin ich auf der sicheren Seite und komme gesund ins Alter?
Na ja, eine Sache haben wir noch nicht angesprochen: die Entgiftung. Wir haben mittlerweile 300 000 unterschiedliche Giftstoffe in unserer Umwelt. Die sind in den letzten 100 Jahren entstanden und unser Körper kennt sie eigentlich nicht. Trotzdem landen sie in unserem Körper. Diese Stoffe zu entgiften oder, noch besser, gar nicht erst aufzunehmen, ist meiner Meinung nach eine der effektivsten Methoden, um die Wahrscheinlichkeit für bestimmte Erkrankungen zu minimieren.

Was glaubst du, warum so wenige wirklich etwas gegen Stress tun und stattdessen nur Ablenkung suchen?
Die Menschen haben heutzutage die Verbindung zu ihrem Körper verloren, sie spüren sich nicht mehr. Das bringt uns aber auch niemand in der Schule oder im Kindergarten bei. Gerade Kinder muss man lehren, wieder mehr bei sich zu sein und Stresssituationen zu erkennen. Und man muss ihnen Tools an die Hand geben, wie sie aus Akutsituationen und chronischem Stress rauskommen.

Wenn wir unter starkem Stress stehen, hören wir auf, uns zu spüren. Wenn der Stress nachlässt, merke ich erst die Erschöpfung und die Anspannung. Yoga, Meditation, aber vor allem auch Atemübungen können helfen. Der Atem bringt uns ganz schnell zurück zu uns selbst. Und auch EFT, eine Technik, bei der man auf die Nervenaustrittspunkte im Gesicht klopft, an den Schläfen, am dritten Auge, am Kinn. Das nutze ich selbst, wenn ich vor einem Auftritt aufgeregt bin. Zwei Runden und ich werde spürbar ruhiger.

Zusammenfassung

- Unsere Gene geben vor, wie gut wir mit Stress umgehen können.
- Wir können mit unserem Verhalten, unserer Ernährung, Licht, Mikronährstoffen, Bewegung und Schlaf beeinflussen, welche Gene »ein-« und welche »ausgeschaltet« werden.
- Über spezielle SNP-Tests kann man genetische Veränderungen im Blut finden, die den Umgang mit Stress erschweren.
- Pflanzliche Stoffe wie Ingwer, Kurkuma, Quercetin, Resveratrol, Sulforaphan und EGCG aus grünem Tee helfen dem Körper, stressresilienter zu werden.
- Langfristig kann uns ein Lebensstil, der zu unserer Epigenetik passt, vor chronischen und schweren Erkrankungen im Alter schützen.

V STRESS UND ENTZÜNDUNGEN

HENNE ODER EI: WAS WAR ZUERST DA?

Ich war drei Jahre lang auf der Suche, bis ich meine Hashimoto-Diagnose erhalten habe. Drei Jahre voller falscher ärztlicher Vermutungen von Hirntumor über Borreliose bis hin zu: »Fahren Sie doch mal in den Urlaub!« Oder auch: »Ich geb Ihnen mal ein Rezept für Antidepressiva mit. Damit wird das schon wieder!« Wie solche Pillen eine Gewichtszunahme von sage und schreibe elf Kilogramm und eine ausbleibende Regel mit Ende 20 wieder hinkriegen sollten, ist mir bis heute ein Rätsel. Wie gut, dass ich nicht zugegriffen, sondern das blaue Privatrezept vor diversen Medizinern jeglicher Couleur einfach zerrissen habe! Denn: Sie lagen allesamt falsch!

Ich habe die Geschichte schon oft erzählt: Ein Freund gab mir an einem Freitagnachmittag einen Tipp, was die Ursache für meine Beschwerden sein könnte: »Irgendeine Autoimmunerkrankung!« Ich gab meine Symptome bei Google ein plus »Autoimmunerkrankung«. Und siehe da: Hashimoto Thyreoiditis sollte die Erklärung für all das sein. Am Montagmittag saß ich bei meinem Arzt, der mit hochgezogenen Augenbrauen in seinen Computer starrte, alte Blutergebnisse durchforstete und mit einem bedauernden Ton in der Stimme brummelte: »Mist, das hätten wir schon vor drei Jahren sehen können!« Und woran hätten wir – oder besser er – sehen können, dass ich unter der Autoimmunerkrankung Hashimoto Thyreoiditis leide? Einmal natürlich an den Schilddrüsenwerten TSH, fT3 und fT4. Aber eben auch an den Entzündungswerten: TPO und Tg-Antikörper, die anzeigen, dass da ordentlich was los ist in meinem kleinen Schmetterlingsorgan in der Mitte des Halses – und dass dieses nach und nach vernarbt.

Die Antikörper müssen bei Hashimoto nicht (immer) erhöht sein. Bei den meisten Hashimoto-Patienten, deren Blutergebnisse ich in den letzten zehn Jahren gesehen habe, war das aber so. Und teilweise mit erschreckend hohen Werten in den Tausendern. Die Ärzte sagen dann oft nur: Das macht nichts. Oder: Die Schilddrüse muss ausbrennen, damit wir Sie richtig mit Schilddrüsenhormonen einstellen können. Was eine Frechheit und, schlimmer noch, eine gefährliche, bis hin zur Körperverletzung führende Falschinformation ist … Denn wenn man rechtzeitig mit der Gabe der Schilddrüsenhormone beginnt, kann man so viele schlimme Folgen verhindern: Die Muskeln werden nicht abgebaut, das Immunsystem nicht immer mehr zurückgefahren, das Risiko für eine Insulinresistenz sinkt. Viren, Bakterien und Pilze können sich nicht ausbreiten. Die Chance, schwanger zu werden, steigt. Ganz abgesehen von den seelischen Leiden, die so eine Zeit mit sich bringt.

Aber zurück zu mir. Ein konzentrierter Blick auf die Entzündungswerte hätte mir so viel Leid, Tränen und Zweifel an mir selbst erspart. Und ich hätte drei Jahre gewonnen, in denen ich etwas für meinen Körper und gegen die Zerstörung der Schilddrüse hätte tun können. Natürlich kann man nicht nur an dieser Stelle Entzündungen haben. Die können überall sein – und überall können sie unschöne Folgen für unser Wohlbefinden, unsere geistige und körperliche Fitness und unsere Lebenserwartung haben.

Marc Richter ist Heilpraktiker und ein Frauenkenner. Nicht, wie Sie das jetzt verstehen! Er arbeitet in seiner Praxis hauptsächlich mit Patientinnen zusammen und weiß eben genau deshalb so gut, wie wir ticken und wie wir mit Stress umgehen. Das ist nämlich auch ein häufiger Auslöser für Entzündungen.

Was sind Entzündungen?

Viele medizinische Begriffe werden heutzutage als schlecht angesehen, wie Stress, Cortisol, Entzündungen. Dabei sind das alles natürliche Reaktionen unseres Körpers auf äußere Reize. Erst wenn diese Zustände chronisch werden, dann haben wir ein Problem. Zu unserem Beispiel »Entzündung«: Wenn wir eine kleine Wunde haben, reagiert der Körper mit Juckreiz, Rötung, stärkerer Durchblutung, Schmerz, Schwellung. Das alles ist eine akute Entzündung. Und die führt dazu, dass die Verletzung überhaupt erst verheilen kann. Hätten wir diese Reaktion des Körpers nicht, wäre die Menschheit längst ausgestorben, weil unser Immunsystem nicht auf verschiedene Erreger so reagieren würde, dass eine Heilungskaskade eingeleitet wird. Das ist eine überlebenswichtige Sache. Problematisch wird es erst, wenn wir eine chronische, stille, unterschwellige Entzündung haben, die nicht wieder weggeht.

Neudeutsch nennt man diesen Zustand *Silent Inflammation*. Wie entsteht er und was ist das Problem dabei?

Das Problem an den *Silent Inflammations* (an stillen Entzündungen) ist, dass man sie nicht direkt spürt oder bemerkt und dass sie unser Risiko für Herz-Kreislauf-Erkrankungen, Diabetes und andere Erkrankungen erhöhen. Laut der WHO sind stille Entzündungen sogar die Todesursache Nummer 1, weil alle modernen Zivilisationserkrankungen darauf zurückzuführen sind. Sie können überall im Körper vorkommen: Manche haben eine Neuroinflammation, eine Entzündung des Gehirns, und bekommen Symptome wie *Brain Fog*, Müdigkeit oder Konzentrationsprobleme. Andere haben Probleme mit der Leber oder mit den Blutgefäßen, was zur Folge hat, dass unser Blut dicker wird und wir Gerinnungsstörungen bekommen. Warum es beim einen da, beim anderen dort auftaucht, wissen wir noch nicht genau. Es kann an der Genetik liegen, an früheren Erkrankungen oder Verletzungen in dem betreffenden Bereich. Jeder hat individuelle Schwachstellen und da tauchen die Entzündungen dann vermehrt auf. Bei Symptomen wie Erschöpfung, schwache Libido, allgemeine Lustlosigkeit können wir von einer systemischen Entzündung ausgehen, die sich auf den ganzen Körper auswirkt. Wir fühlen uns einfach krank. Wenn das Immunsystem durch Entzündungen extrem viel Energie verbraucht, kommt es zu den genannten Symptomen. So werden täglich bis zu 500 Kalorien mehr als gewöhnlich verbraucht.

Ich gehe mal davon aus, dass es einen Zusammenhang zwischen Entzündungen und Stress gibt. Aber was ist zuerst da: die Entzündung und daraus entsteht Stress? Oder andersherum?
Sowohl – als auch. Und das ist eben der Teufelskreis. Haben wir erhöhte Entzündungswerte, wird die Stressachse angeregt. Sagen wir mal, jemand bewegt sich zu wenig und isst ungesund. So entstehen Entzündungen im Körper. Das erhöht die Stressachse und daraus wiederum entstehen vermehrt Entzündungen. Wenn wir früher eine solche Stressphase überlebt hatten, konnten wir fliehen und die Stresshormone wurden wieder abgebaut. Heutzutage kommen wir aus dem Stress gar nicht mehr raus. Und das ist das größte Problem.

Welche Werte sollte man im Blut anschauen lassen, um herauszubekommen, ob Entzündungen daran schuld sind, wenn es uns nicht gut geht?
Der bekannteste Marker ist CRP, auch das hochsensitive hsCRP. Das ist der einfachste Marker, den man sich anschauen kann. TNF-alpha und Interleukin-6 kann jeder Hausarzt und jedes Labor messen. Das würde ich jedem raten. An TNF-alpha sieht man zusätzlich, ob das Risiko für eine Insulinresistenz besteht. Das führt zudem auch zum *Sickness Behavior* wie Müdigkeit, Lustlosigkeit, Erschöpfung, Appetitlosigkeit.

Was sind deiner Meinung nach heutzutage die Hauptauslöser für Entzündungen?
Zu viel Kunstlicht anstelle von natürlichem Licht, mangelnder Schlaf, meist zu wenig Bewegung, Fehlernährung und dadurch zu viele Giftstoffe und Nährstoffmängel. Dazu kommt, dass unser soziales Gefüge

nicht mehr so stabil ist wie in der Generation unserer Großeltern. Früher ist man mit den Menschen, mit denen man aufgewachsen ist, auch alt geworden. Auch das hat einen immensen Einfluss auf unser Leben und unsere Gesundheit. Dazu kommt die Hyperkonnektivität durch das Internet: Wir haben immer Angst, etwas zu verpassen. Nachrichten prasseln andauernd auf uns ein. Dazu kommen chronische Infektionen, Schwermetall- und Toxinbelastungen, Dysregulationen des Nervensystems, Traumata und emotionale Themen.

Hat jeder das gleiche Risiko, bei den gleichen schlechten Voraussetzungen gleiche Entzündungen und daraus resultierend die gleichen Erkrankungen zu bekommen?
Da gibt's schon Unterschiede, die in der Genetik bedingt sind. Nicht umsonst wird einer 100, obwohl er sein Leben lang geraucht hat, und ein anderer, der immer Nichtraucher war, stirbt mit 40 an Lungenkrebs.

Und gibt es einen Unterschied zwischen Männern und Frauen?
Ja, weil Testosteron sehr stark antientzündlich wirkt. Das ist einer der Gründe, warum Frauen schneller gesundheitliche Probleme bekommen als Männer.

Das ist ja unfair! Aber gut. Was hilft denn gegen Entzündungen?
Das Wichtigste ist die Ursachenfindung: Wo hapert es bei mir am meisten? Nummer 1 ist immer der Schlaf! Schlafe ich genug (acht bis neun Stunden) und gut? Des Weiteren die Ernährung und ein stabiler Blutzucker. Kenne deine Unverträglichkeiten. Iss genügend Eiweiß, Pflanzenstoffe, Polyphenole. Dazu antientzündliche Stoffe wie Omega 3. Wichtig ist außerdem Bewegung – nicht zu viel, aber auch nicht zu wenig. Dazu kommt eine gute Nährstoffversorgung. Bei der Toxinbelastung würde ich mir die ToxFox-, Yuka- oder die Codecheck-App runterladen und alles kontrollieren, was ich mir zum Beispiel auf die Haut schmiere. Ich würde sagen, dass man 80 bis 90 Prozent im Alltag

selbst kontrollieren kann. Das ist vor allem für die Leute interessant, die sich vielleicht nicht ganz fit fühlen. Die restlichen 10 bis 20 Prozent sind Genetik und weitergehende Diagnostik, und das ist für die Menschen, die schon krank sind.

Und was sollen wir gegen Stress tun?
Erstens: Es gibt gute Studien, die zeigen, dass, je nachdem wie du deinen Stress interpretierst, dein Körper ganz unterschiedlich auf ihn reagiert. Die Perspektive, mit der du auf dein Leben schaust, hat viel damit zu tun. Wir müssen uns auf die Dinge konzentrieren, die wir verändern können, dann verändert sich der Blick auf die vermeintlichen Probleme. Und das macht einen großen Unterschied.

Zweitens: Was kann ich kontrollieren und was nicht? Viele regen sich über Stau oder das Wetter auf. Dinge, die sie nicht beeinflussen können. Auch hier ist wieder die Perspektive wichtig. Wir müssen uns – auch in schweren Phasen – klarmachen, dass das Leben *für* uns ist, nicht gegen uns. Und dass jede dieser harten Zeiten Lektionen und die Möglichkeit bereithält, uns weiterzuentwickeln. Nimm zum Beispiel die Nachkriegsgeneration unserer Großeltern: Damals gab es kaum Herzinfarkte und Erkrankungen, die wir heute mit akutem Stress in Verbindung bringen. Dabei waren diese Zeiten unfassbar hart. Daran sieht man, dass die modernen Faktoren wie Nährstoffmangel, falsches Licht, zu wenig soziale Kontakte und Giftbelastung unseren Körper mehr stressen, als vielen klar ist.

Interessanter Blick auf das Thema Stress. Haben wir denn heute weniger Kraft als früher, um Stress auszuhalten?
Stressig wird es ja erst, wenn die Herausforderungen unsere Ressourcen übersteigen. Ich kann auf der einen Seite Stressoren minimieren, aber ich könnte auch meine Ressourcen erhöhen. Ohne Stress würde es kein Wachstum geben und wir würden uns nicht weiterentwickeln. Wir brauchen ein gewisses Maß an Stress, denn ein Bore-out (auf Deutsch »Unterforderung«) ist genauso schlimm für unseren Körper wie ein

Burn-out. Wir brauchen Stress, aber auch die Ressourcen, um damit umzugehen. Und die erhöht man durch Sport, Fasten, Kälte, Sauna. Das sind alles Stressoren, aber mit die besten Dinge, die wir für unsere Gesundheit tun können, weil wir daran wachsen. Aber dafür brauchen wir die richtige Basis.

Haben Entzündungen auch einen negativen Einfluss auf unsere Psyche, unsere Seele?
Ich würde sagen, dass der größte Teil aller psychischen Erkrankungen seine Ursache in den Dingen hat, über die wir gerade gesprochen haben. Depressionen gehen zum Großteil auf Veränderungen im biochemischen Haushalt und im Gehirn zurück. In den allermeisten Fällen meiner Patienten verschwinden die Depressionen, wenn wir das oben Genannte umstellen. Wenn wir gewisse Neurotransmitter nicht mehr herstellen können oder sie zu schnell verbraucht werden, führt das zu depressiven Verstimmungen. Bei Long und Post Covid kommt es zu starken Veränderungen im Serotoninhaushalt. Die Aminosäure Tryptophan muss in mehreren Schritten in Serotonin umgewandelt werden. Entzündungen verhindern das. Ist kein Serotonin da, kann daraus kein Melatonin gebildet werden. Und schon haben wir immense Schlafprobleme. Natürlich müssen wir uns auch Traumata, schlimme emotionale Ereignisse und Isolation anschauen. Und Ausweglosigkeit, was das schlimmste Gefühl für uns Menschen ist und wiederum Entzündungen auslösen kann.

So viele Ärzte versuchen, ihre Patienten – mich eingeschlossen – mit Psychopharmaka oder Antidepressiva abzufertigen, wenn sie nicht weiterwissen. Warum ist das so?
Neue Erkenntnisse brauchen im Schnitt 17 Jahre, bis sie beim Patienten ankommen. Von der Studie bis zum Endkunden vergeht so viel Zeit. Und das sind ganz schön viele verpasste Chancen, finde ich. Obwohl es tolle Bücher und das Internet gibt, stehen vielen Menschen diese Informationen nicht zur Verfügung.

Was machst du jeden Tag gegen Entzündungen und Stress?
Ich versuche, jede Nacht acht bis neun Stunden zu schlafen, manchmal sogar zehn. Das geht auch gar nicht anders, weil ich zwischen 20 und 21 Uhr so müde werde, dass ich ins Bett muss. Das ist bei mir auch nicht verhandelbar, genauso wie die Ernährung. Meine Frau und ich ticken da zum Glück gleich. Das Essen muss gute Bioqualität haben, der Blutzucker sollte stabil bleiben und das Verhältnis von Proteinen, Fetten und Kohlenhydraten muss stimmen. Wir vertragen beide kein Gluten. Wenn ich es trotzdem essen würde, würde es bei mir starke Entzündungen auslösen. Deshalb gibt es das bei uns einfach nicht. Zusätzlich bestimme ich regelmäßig die Mikronährstoffe im Blut und supplementiere danach, was ich brauche. Und dann mache ich Kampfsport, eine moderne Form des Ringens. Das hilft mir in Bezug auf meine Perspektive. Wenn mein Körper »denkt«, ich würde gleich sterben, weil mich jemand würgt, lerne ich, Stress besser einzuordnen. Wenn mich danach im Straßenverkehr jemand anhupt, denke ich: Halb so wild, mich wollte gerade jemand umbringen. Ich fordere mein Nervensystem heraus, damit es sich danach richtig entspannt und nicht dauerhaft auf Halbspannung bleibt. Dazu gehe ich regelmäßig in die Sauna und achte auf die Anzahl der Schritte, die ich pro Tag gehe. Und auf meine sozialen Beziehungen.

Wenn man nicht die gleichen Möglichkeiten hat wie du: Was sind deiner Meinung nach die Basics, die jeder für sich gegen Entzündungen umsetzen sollte?
Kontrolliere das, was du kontrollieren kannst. Wenn du abends die Pausenbrote deiner Kinder für den nächsten Tag schmieren musst, ist das wichtig und okay. Aber vertue deine Zeit abends nicht bei Kunstlicht am Handy, sondern geh ins Bett und schlaf. Bei der Ernährung geht es erst mal vielmehr darum, das Schädliche wegzulassen: schlechte pflanzliche Öle wie Raps-, Sonnenblumen-, Distelöl und so weiter. Gluten, Zucker und Alkohol. Versuche, auf 1000 oder 2000 Schritte mehr zu kommen als am Tag davor. Und dann ist eine Basis-Nährstoffversor-

gung wichtig: Magnesium, Zink, Selen, Vitamin D3 … Bei der man auch zuerst gar nichts messen muss, sondern mit einer niedrigen Dosierung nichts falsch und vieles richtig machen kann. Im Sommer sollte man so viel wie möglich rausgehen in die Natur. Die Kinder sollten im Dreck spielen. Das sind die Basics, die sich jeder leisten und wofür jeder Zeit finden kann, ohne Ausreden.

An welchen Stellschrauben sollten Eltern drehen, damit ihre Kinder einen möglichst gesunden, stressfreien Start ins Leben haben?
Eine gesunde Schwangerschaft ist Schritt Nummer eins. Viele schwangere Frauen werden heute wie Kranke behandelt. Das ist total schade. Ihnen wird Angst vor gewissen Lebensmitteln, Bewegung, Sport gemacht. Und alle acht Wochen in den Vorsorgeuntersuchungen werden die werdenden Mütter noch mehr gestresst. Es könnte ja was sein, das kontrolliert werden muss. Lieber auf das Bauchgefühl hören, Idioten und Energievampire aus dem Leben verbannen. Manche Untersuchungen sind wirklich von Nutzen. Aber das Gefühl, etwas falsch zu machen, sollte keiner Schwangeren gegeben werden. Lieber bioaktives Folat als das Folsäure-Präparat aus der Apotheke einnehmen und ansonsten auf Schlaf und eine gute Nährstoffversorgung achten. Dann kommt die Geburt, die so natürlich wie möglich sein sollte.

Mehr Informationen zu einer stressfreien Kindererziehung finden Sie im Kapitel »Stress und Kinder« ab Seite 157.

Zusammenfassung

- Entzündungen können überall im Körper entstehen.
- Zuerst ist eine Entzündung der Beginn eines Heilungsverlaufs.
- Handelt es sich um eine unbemerkte *Silent Inflammation*, die nicht mehr weggeht, kann diese zu Erkrankungen wie Herz-Kreislauf-Problemen und Diabetes führen. Stille Entzündungen sind laut WHO weltweit Todesursache Nummer eins.
- Stress löst Entzündungen und Entzündungen lösen Stress im Körper aus.
- Da wir heutzutage in einer Art Dauerstress leben, bleiben Entzündungen auch dauerhaft in unserem Körper.
- Ursachen für eine *Silent Inflammation* können Schlafmangel, zu wenig Bewegung, Toxinbelastung, Mikronährstoffmangel, eine falsche Ernährung und zu wenig soziale Kontakte sein.
- Die richtige Perspektive auf Stress kann uns helfen, besser damit umzugehen.
- Eine gesunde, stressfreie Schwangerschaft und eine möglichst natürliche Geburt helfen Kindern, so entzündungsfrei wie möglich ins Leben zu starten.

V STRESS UND UMWELTSCHADSTOFFE

WENN DIE SCHÖNE NEUE WELT UNS KRANK MACHT

Kapstadt ist mein Kraftort, für mich der schönste Platz der Welt. Hier kann ich auftanken und werde zu dem Menschen, der ich wirklich sein möchte: entspannt, glücklich, in mir ruhend. Vor drei Jahren, während einer der vielen Urlaube dort, kam alles anders als sonst. Ich bemerkte plötzlich, dass abends meine Waden und Knöchel dick wurden. Nicht ein bisschen, sondern richtig prall, sodass die Haut schmerzhaft spannte. Weil es an beiden Seiten auftrat, konnte kein Stich irgendeiner exotischen Mücke schuld daran sein. Am nächsten Morgen war immer alles wieder weg, meine Fesseln schön schlank und dem Ausflug zur Waterfront oder nach Hout Bay im kurzen Rock und Flip-Flops stand nichts im Weg. Die Abende hingegen waren furchtbar und ich extrem gestresst und genervt.

Wie ich halt so bin, fing ich an, mit den Mittelchen, die ich dabeihatte, rumzuexperimentieren. Aber nichts half. Ich besuchte das örtliche »Wellness Warehouse« mit seiner riesigen Auswahl an Nahrungsergänzungsmitteln, Homöopathie und freiverkäuflichen Medikamenten. Aber auch da: Fehlanzeige! Entwässerungstabletten wollte ich nicht nehmen. Und so flog ich unverrichteter Dinge, aber immer noch mit dicken Unterschenkeln zur Nacht nach Hause. Dort beruhigte sich die Problematik ein bisschen, bis ich mit Anna zu einem Wochenende in einem wunderschönen Hotel etwas nördlich von Hamburg eingeladen war. Es gab spannende Vorträge zum Thema Darm und Rotlicht, gutes Essen, tolle Drinks, lustige Leute – und als Betthupferl wieder mein dickes Urlaubsproblem. Ich durchsuchte mein goldenes Kosmetiktäschchen, in dem ich all meine Schilddrüsenhormone und Nahrungsergänzungsmittel transportiere, wenn ich unterwegs bin. Ganz unten zwischen Krümeln und halben Tabletten fand ich ein paar Kapseln gegen Candida, ein Hefepilz, den man im Mund, in der Scheide und im Darm haben kann. Vor ein paar Jahren hatte ich mit einer Candidainfektion zu kämpfen und das da in den dunklen Untiefen der kleinen Tasche waren die Reste jener Therapie. Als ich so allein in meinem wunderschönen Hotelzimmer stand, fiel mir ein Artikel ein, den ich ein paar Tage zuvor gelesen hatte und der sich um eben diesen Candidapilz drehte. Und: die typischen Symptome. In dieser Auflistung standen auch Wassereinlagerungen, vor allem an den Beinen. Deshalb nahm ich eine Tagesration von drei der rotbraunen Tabletten auf einmal – und verbrachte die Nacht auf der Toilette. Das Wasser lief nur so aus mir raus. An Schlaf war nicht zu denken. Und so sah ich am nächsten Morgen auch aus. Dank Make-up hat beim Frühstück niemand etwas gemerkt. Vielleicht wunderten sich einige Mitreisende, warum ich so fröhlich war. Denn der Auslöser für die Wadenproblematik war gefunden und ich gefühlt ein paar Kilo leichter.

Ursache der ganzen Geschichte waren auf der einen Seite die tollen Seafood-Platten, die ich so gerne mit meinem Mann in Südafrika esse. Und auf der anderen Seite der Rosé vom Kap plus die leckeren Kuchen, die man dort bekommt. Wie soll das denn zusammenpassen, fragen Sie sich? Hier kommt die Erklärung: Durch die Meerestiere habe ich eine ordentliche Portion Schwermetalle abbekommen. Diese begünstigen den Nährboden der Hefepilze. Vom Zucker aus Wein und Süßspeisen ernähren sie sich. Und so hatte der Candida knapp drei Wochen Zeit, um Fahrt aufzunehmen, bis meine Waden spürbar ihre ursprüngliche Form verloren. Wassereinlagerungen sind ein mögliches Symptom einer Candidose. Andere sind: ein weißlicher Belag auf der Zunge, Durchfall,

Blähungen, Bauchschmerzen, Aufstoßen, Sodbrennen, Müdigkeit, Gewichtszunahme, häufige Blasenentzündung, verstopfte Nase, Heißhungerattacken auf Süßes, Juckreiz, Stimmungsschwankungen, Leberprobleme, PMS- und Hormonprobleme, Hautunreinheiten, Muskel- und Gelenkschmerzen und viele mehr.

Die Schwermetalle wurden mithilfe eines Provokationstests nachgewiesen. Nach einer Infusion, durch die die Schadstoffe aus dem Gewebe gelöst wurden, musste ich den ganzen Tag in einen Kanister Pipi machen. Aus dem schickte ich eine Probe Urin an ein Labor, das bestätigte, dass ganz schön viel Quecksilber aus den südafrikanischen Meeresbewohnern in mir sein Unwesen trieb. Das Mittel der Wahl: eine Chelat-Infusionstherapie. Die sogenannten Chelate (griechisches Wort für Krebsschere) schnappen sich die metallischen Toxine und schleusen sie sicher aus dem Körper raus. Weil dabei auch immer Gutes über die Nieren verloren geht, bekommt man zusätzlich eine Ladung Selen, Alphaliponsäure, MSM und andere Mikronährstoffe. Und so sitzt man zehnmal eineinhalb Stunden in der Arztpraxis und schaut den guten Flüssigkeiten beim In-einen-Hereintropfen zu.

Zusätzlich musste den Candidapilzen die Nahrung entzogen werden. Das hieß für mich: keinen Zucker und keinen Alkohol. Zum Glück kein Problem für mich. Alkoholisches trinke ich zu Hause nur selten, Süßes brauche ich überhaupt nicht. Der absolute Gamechanger aber war Oreganoöl! Aber Vorsicht! Bitte nicht als Tropfen kaufen, sondern lieber in Kapselform. Schon drei Tropfen pures Öl lassen den Rachen brennen! Oreganoöl wird auch als natürliches Antibiotikum bezeichnet und bekämpft Bakterien, Viren, Pilze und Parasiten. Es könnte Sie vor der nächsten Erkältung retten. Zusätzlich ist es durchblutungsfördernd, entzündungshemmend und schmerzstillend. Da das Gewürz auch reich an Antioxidantien ist, werden unsere Zellen vor freien Radikalen geschützt. Beste Kombi, finde ich. Grapefruitkernextrakt wird auch gerne gegen Candida empfohlen, allerdings reagieren einige mit Bauchschmerzen oder Durchfall darauf. Andere natürliche Hilfsmittel sind Kokosöl, Olivenblattextrakt, Knoblauch.

Beim nächsten Urlaub in Kapstadt tastete ich mich vorsichtig an Meerestiere-Platten, Wein und glutenfreie Brownies ran. Das Oreganoöl hatte ich natürlich griffbereit und nahm vorsorglich jeden Tag eine Kapsel. Und was soll ich sagen: Die Waden und meine Knöchel blieben auch abends in bester Form und ich konnte die Tage in Südafrika entspannt genießen.

Leider machen uns nicht nur Schwermetalle das Leben schwer. Um uns und in uns gibt es heutzutage Hunderttausende Stoffe mehr, die unseren Körper stressen und uns aus unserer Mitte bringen. Welche das genau sind, und wie man die wieder loswird, habe ich Dr. Til Steinmeier aus Hamburg gefragt.

Welches sind die Umweltschadstoffe, über die wir hier reden?
Das ist eine sehr lange Liste! Ein Supermarkt ist heutzutage ein Chemikalienhandel, in dem man viele Tausend chemische Stoffe findet. Es ist total absurd, dass wir jeden Tag volle Regale haben. Alles ist immer verfügbar. Je nach Geldbeutel kann man alles immer kaufen. Das bezahlen wir aber mit einer unvorstellbaren Flut an Pestiziden, Insektiziden, Fungiziden, Herbiziden. Es gibt ein Dorf in Südtirol, in der Nähe von Meran, Mals im Vinschgau. Das liegt in einem der größten Apfelanbaugebiete der Welt. Da wird rundherum gespritzt wie bescheuert. In diesem Dorf aber nicht, das ist absolut pestizidfrei. Und trotzdem findet man alle Gifte der Umgebung auch in diesem Ort. Bis auf die 3000er-Berge hoch. Und natürlich findet man all die Stoffe auch *in* den Menschen. Dazu kommen auch noch Lösungsmittel, die wir in Innenräumen einatmen.

In den USA wird regelmäßig die CERCLA-*(Comprehensive Environmental Response, Compensation and Liability Act)*-Liste veröffentlicht, in der man die Umweltgifte findet, die am schlimmsten sind und die in unser aller Alltag vorkommen. Mit denen der normale Mensch im Alltag belastet wird. Arsen, Blei und Quecksilber sind da ganz vorne in der Gefährlichkeit. Quecksilber kommt nicht nur durch Amalgam in den Körper, sondern auch durch den Verzehr von Fisch. Und da kommt auch noch das Thema Mikroplastik dazu, mit dem alle Weltmeere schwer belastet sind. Man findet diese Umweltschadstoffe am

Nord- und Südpol, auf dem Mount Everest, in jedem Winkel der Welt und sogar in Neugeborenen.

Es gibt unwahrscheinlich viele Varianten von Plastik. Polychloride Biphenyle, Bisphenole und Flammenschutzmittel, sogenannte polybromierte Biphenyle! Alles ist damit beschichtet! Damit dein Sofa nicht brennt, deine Bettdecke, dein Schlafanzug, alles. Die verdrängen übrigens Jod, was zu einer Schilddrüsenunterfunktion und zu erhöhtem Risiko für Brustkrebs führt. Dazu kommt, dass Quecksilber Selen verdrängt. Und auch das braucht die Schilddrüse, um zu funktionieren. Wir haben sowieso alle zu wenig Jod und Selen im Körper, was durch die Umweltschadstoffbelastung nur noch verstärkt wird.

Deshalb haben so viele Probleme mit der Schilddrüse ...

Definitiv! Zu dem oben genannten Problem mit der Verdrängung der Mikronährstoffe kommt ja noch hinzu, dass wir durch unser Essen sowieso kaum noch Vitamine, Mineralien und Spurenelemente aufnehmen. Unsere Böden sind komplett selenverarmt. Wir kaufen im Supermarkt nährstoffverarmte »Lebensmittel«, die dafür chemikalienreich sind. Die Menschen sind überernährt, aber unterversorgt. Das ist das Drama. Und die gängige Medizin stellt das noch nicht mal fest. Dann kommt zu viel Stress hinzu, ein Zustand der permanenten Überforderung. Wie soll man denn da noch gesund bleiben?

Was genau richten die Schadstoffe im Körper an?

Seit Beginn der industriellen Revolution wurden ungefähr 350000 chemische Verbindungen synthetisiert und hergestellt, die es davor noch nie gegeben hat im Kreislauf der Welt. Und die knapp 200 Jahre sind nichts gegen die Milliarden Jahre an Evolution, in der sich die Natur entwickelt hat. Kein biologisches System der Welt ist in der Lage, sich in der Kürze der Zeit evolutionär an diese Stoffe anpassen zu können. Unser Immunsystem kennt diese Umweltschadstoffe gar nicht. Es hat sich 500 Millionen Jahre lang mit Viren, Bakterien und Pilzen auseinandergesetzt und Abwehrstrategien dagegen entwickelt. Jetzt kommen plötzlich Chemikalien hinzu, die auch noch hinterhältigerweise nicht proteingebunden sind, sondern sich im Fettgewebe einnisten. Und zwar dauerhaft. Am meisten davon haben wir im Gehirn, das zu knapp 80 Prozent aus verschiedenartigen Fetten besteht. Unser peripheres Nervensystem besteht zum großen Teil aus Fetten, unsere Zellmembranen bestehen aus einer Doppelschicht von Lipiden. In der Bluthirnschranke und in der Darmschleimhaut sind Fette enthalten. Lagern sich die Schadstoffe hier ein, entsteht ein *leaky gut*. Oder es entsteht ein *leaky brain*, woraufhin noch mehr Giftstoffe ins Gehirn wandern können.

Die Anzahl der Autoimmunerkrankungen nimmt immer mehr zu. Kann das auch an der immer größer werdenden Menge neu entwickelter chemischer Stoffe liegen?
Genau das ist die Ursache für diesen dramatischen Anstieg an Autoimmunerkrankungen. Bis zur industriellen Revolution gab es die nicht. Hashimoto wurde zum Beispiel erst 1912 entdeckt. Die Umweltschadstoffe tragen ganz wesentlich zur Entwicklung der Autoimmunität bei. Wenn der Körper zusätzlich mit chronisch latenten, viralen und bakteriellen Infektionen belastet ist und auch noch ständig Stresssituationen hinzukommen, dann steigt dadurch das Risiko immens, eine Autoimmunerkrankung zu entwickeln.

Welche Krankheitsbilder werden deiner Meinung nach noch ausgelöst durch diese Stoffe?
So gut wie alle. Die Stoffe verursachen einen unglaublichen Stress in unserem Körper. Wir sind im Zeitalter der Krebserkrankungen, der chronischen Entzündungen und der Autoimmunerkrankungen. Und als Nächstes kommt das Zeitalter der Demenz, der neurodegenerativen Erkrankungen. Parkinson wurde gerade offiziell als Umwelterkrankung anerkannt. Aus den chronischen Entzündungen entwickeln sich dann alle anderen genannten Krankheitsbilder. Bis in die 50er, vielleicht auch noch in die 60er Jahre hinein haben Internisten und Hausärzte in ihren Praxen 90 Prozent akute Erkrankungen behandelt. Seit ungefähr 1990

sind 90 Prozent der Patienten chronisch erkrankt und nur noch zehn Prozent akut. Innerhalb von 30 bis 40 Jahren ist das Bild um 180 Grad gekippt und hat sich ins Gegenteil verkehrt. Und das liegt zu einem großen Teil an der Vergiftung der Menschen.

Kann man Umweltschadstoffe diagnostizieren?
Der Nachweis ist schwierig, denn 80 Prozent der Umweltschadstoffe sind fett- und nicht wasserlöslich. Man müsste sie aus dem Fettgewebe lösen oder Proben aus dem Bauchfett nehmen, um das zu untersuchen. Aber das macht niemand. Schwermetalle kann man leichter aus dem Gewebe lösen und über den Urin bestimmen. Lösungsmittel, Mikroplastik, Flammschutzmittel, Pestizide kann man praktisch nicht nachweisen, weil auch die Labore das kaum oder nur begrenzt können. Außer nach der Apherese, einer Art Blutwäsche. Da können wir im ausgewaschenen Eluat sehen, mit welchen Giften der Patient belastet war.

Wie behandelst du die Patienten, bei denen du den Verdacht hast, dass sie mit Umweltgiften belastet sind?
Man muss diese Menschen systematisch entgiften. Ich erzähl dir mal ein Beispiel, das die Erfolge ganz gut zeigt. Eine Mutter eines achtjährigen Sohnes hat sich an mich gewandt. Der Junge war extrem verhaltensauffällig, konnte sich nicht konzentrieren, sie kam nicht mehr an ihn ran. Kein Arzt konnte ihm helfen, weil niemand nach den Umweltschadstoffen geschaut hat. Ich habe ihm zur oralen Aufnahme und Entgiftung Zeolith, Colestyramin, Silizium, MSM, mikronisierte Algen und Taurin verschrieben. Sie hat das ein halbes Jahr mit dem Jungen konsequent durchgezogen. Dann sagte sie mir, er sei wie verwandelt. Er war plötzlich wieder in der Lage, zuzuhören und zu lernen. Er war einfach nur vergiftet. Daran sieht man, dass auch Autismus eine Umwelterkrankung ist. Auch ADHS ist ein umwelttoxisches Problem. Wenn man bedenkt, dass man im Alltag gut und gerne mal mit 30000 verschiedenen Umweltgiften in Berührung kommt, ist das ja auch alles kein Wunder. Und das soll ohne Folgen bleiben? Die meisten Men-

schen haben nämlich auch noch eine Entgiftungsstörung, was man im Genom nachweisen kann. Wenn man in der heutigen Welt genetisch ein *poor metabolizer* ist, hat man verloren.

Was sollen erwachsene Menschen tun, die Gifte loswerden möchten?
Der Leber-Darm-Kreislauf muss unterbrochen werden, sonst scheidet die Leber die Gifte aus, der Darm nimmt sie auf und gibt sie zurück an die Leber. Das macht man mithilfe von Zeolith und Colestyramin. Und mit Silizium, vorzugsweise als Orthokieselsäure. Am besten nimmt man diese Mittel zur Nacht. Algen in allen Varianten sind zu empfehlen, genau wie MSM, das ist organischer Schwefel. Taurin ist ein preiswertes Entgiftungsmittel. Basische Mineralien in Form von Basenpulver. Je basischer die Leute sind, umso besser können sie entgiften. Das ist die Voraussetzung, um überhaupt Gifte loswerden zu können. Dazu braucht es auch noch die anderen Mikronährstoffe, die aufgefüllt werden müssen. Viel Gemüse essen, im besten Fall aus Demeter-Anbau. Und Eiweiß: 1,5–2 Gramm pro Kilogramm Körpergewicht sollte man jeden Tag zu sich nehmen, sonst funktioniert das Immunsystem nicht. Zwei Liter stilles Wasser aus der Glasflasche trinken. Plose und Lauretana sind die saubersten Mineralwässer der Welt, wahre Entgiftungswasser. Und vor allem sollte man schwitzen! Ob jetzt in der Sauna oder beim Sport. Das Gehirn können wir nur im Schlaf entgiften. Dazu müssen die Lymphbahnen aus dem Kopf heraus geöffnet werden, damit nachts alles abfließen kann, was da nicht hingehört. Das machen Osteopathen. Wer schwermetallbelastet ist, kann diese beim Arzt mithilfe von Chelatinfusionen loswerden. Damit hat man die toxischsten Substanzen entfernt: Quecksilber, Blei und Arsen. Die nächste Stufe der Entgiftung – aber leider sehr teuer – wäre dann die Apherese oder Inuspherese, eine Blutwäsche. Das ist der Goldstandard der Entgiftung.

Was machst du jeden Tag gegen die allgemeine Vergiftung?
Du kannst mal zu uns kommen und die Küche anschauen: Da stehen alle Dinge rum, die ich oben genannte habe. Bevor ich morgens das Haus

verlasse, habe ich Basenpulver, MSM, Taurin, die Aminosäure Glycin (Gegenspieler von Glyphosat), die Aminosäure L-Glutamin (für die Darmschleimhaut, gegen einen *leaky gut*), Omega 3 und Coenzym Q10 genommen. Dazu kommen all die Mikronährstoffe, die wir jeden Tag verbrauchen. Die braucht unser Körper dringend, das ist wie die Atemluft. Die müssen wir jeden Tag auffüllen, sonst geraten wir in einen Mangel. Dazu gehe ich regelmäßig in die Sauna und laufen, um zu schwitzen.

Und was sind deine Tipps gegen Stress?
Ob Yoga, Sport, Meditation – da muss jeder seinen Weg finden. Viele Menschen können aber nicht mehr Nein sagen. Und das sollten wir alle wieder lernen. Für uns und unsere Gesundheit.

Zusammenfassung

- Seit Beginn der industriellen Revolution im 18. Jahrhundert wurden Hunderttausende chemische Stoffe entwickelt: Pestizide, Herbizide, Fungizide, Lösungsmittel, Flammenschutzmittel, Plastik ... Da unser Immunsystem aber nur Viren, Pilze und Bakterien kennt, reagiert es auf diese neuen Schadstoffe mit unterschiedlichsten Erkrankungsbildern.
- Krebs, Autoimmunerkrankungen, ADHS, Parkinson, Demenz und so weiter sind die Folgen.
- Zur täglichen Entgiftung sollten Mikronährstoffmängel behoben werden. Viel schwitzen, zwei Liter stilles Wasser trinken, Zeolith, Taurin, Silizium, MSM und basische Mineralien einnehmen. Guter Schlaf unterstützt die Entgiftung des Gehirns.
- Chelatinfusionen können Schwermetalle ausleiten.
- Der Goldstandard ist die Inuspherese oder Apherese, eine Blutwäsche, mit der alle Umweltschadstoffe entgiftet werden können. Aktuell liegt der Preis pro Inuspherese bei knapp 3000 Euro.

(A) STRESS UND *YOUR DAILY* GIFT

WAS ALLES ÜBER UNSERE HAUT INS BLUT GEHT

Sie vergiften sich jeden Tag fröhlich selbst. Ja, ich weiß, das ist hart, aber es ist leider die Wahrheit. Sie schmieren sich Make-up mit Mikroplastik ins Gesicht, fassen einen Kassenbon mit Bisphenolen an, putzen Ihr Bad mit einer Chemiekeule und denken sich nichts dabei. Und führen sich schön die sogenannten endokrinen Disruptoren zu. Also Stoffe, die ihr gesamtes Hormonsystem ins Chaos stürzen, Sie auf lange Sicht dick werden lassen und Stressgefühle auslösen. Unser Blutzuckerspiegel gerät durcheinander, unser Gehirn lebt im *brain fog* und wir können langfristig sogar unfruchtbar werden. Auch die Abwehr gegen Krebs, Alzheimer & Co. schwächelt so natürlich. Wer *Gesund, stark, schön* gelesen hat, weiß, dass wir beide unser ganzes Badezimmer auf Giftstoffe gescannt und Kosmetik und Make-up aussortiert haben. Aber leider hört es im Bad nicht auf. Deshalb ziehen wir jetzt mit Ihnen die Reißleine und setzen Sie auf ein paar Alltagsgegenstände an, damit Sie die »Awareness« haben (sagt man ja jetzt so, dass reine »Bewusstsein« ist nicht mehr hip). Und dann können Sie sich im Anschluss schnell Alternativen besorgen.

Auf Wiedersehen, Pfannenwender! Ja, die Rede ist von Kochutensilien aus schwarzem Kunststoff. Die bestehen nämlich aus kleinen Mikro- oder

Nanoplastikbestandteilen. Der Profi sagt auch »polycyclische aromatische Kohlenwasserstoffe« dazu. Sie stehen im Verdacht, krebserregend zu sein. Wenn wir damit schön in der Pfanne unter Hitze herumrühren, können sich Teile lösen und ins Essen gelangen. Und wer möchte schon Krebserreger zum Mittagessen? Holen Sie sich lieber einen Holzpfannenwender. Haben Sie ihn lieb und pflegen Sie ihn mit Olivenöl; danken Sie ihm, dass er wendet und Sie gleichzeitig gesund lässt.

Wir bleiben noch ein bisschen in der Küche und werfen einen Blick auf die bösen Schneidebretter! Und zwar auf die aus Kunststoff. Denn was auch immer wir schnibbeln, hacken, zerkleinern, vierteilen – bei jedem Schnitt lösen sich kleinste Partikel und mischen sich unter unser Essen. Man sagt ja, dass wir im Jahr inzwischen Mikroplastik in der Größe einer Kreditkarte verspeisen. Jetzt wissen Sie, woher es unter anderem kommt! Holen Sie sich auch hier lieber die hölzerne Alternative. Die Bakterien killen sie erfolgreich mit Natron, heißem Wasser und Zitrone.

Wenn wir schon bei den Kunststoffen sind: Tupper ist schon lange kein Kult mehr! Denn die enthaltenen Weichmacher diffundieren in unser Essen, schädigen die Leber, unsere Hormondrüsen und sind krebserregend. Deshalb besser alles wegwerfen und aus Glas kaufen. Und achten Sie auf den Deckel! Die sind nämlich häufig noch aus Plastik und da wollen wir ja auch kein Bisphenol A drin haben. Besser mit Holzdeckel kaufen oder zur Not, wenn Sie nicht gleich alles ersetzen wollen, die Dose nicht bis obenhin vollmachen.

Wir machen weiter mit Spülmaschinentabs: Die sind richtig »toll«, denn was sie vom Geschirr lösen, lösen sie auch in unserem Darm. Tschüs, gute Bakterien! Und schon haben wir einen *leaky gut*, einen löcherigen und damit kaputten Darm. Vanessa ist deshalb unter die DIY-Tab-Herstellerinnen gegangen und mischt 150 g Natron, 150 g Soda und 150 g Zitronensäure (Vorsicht: Schäumt im großen Stil!) zusammen, sodass eine homogene Masse entsteht. Dann gibt sie noch circa 80 ml Wasser dazu, füllt alles in Eiswürfelbehälter, lässt das Ganze trocknen und freut sich auf die nächste Ladung dreckiges Geschirr.

Jetzt gehen wir mal kurz an Ihren Kleiderschrank. Hand aufs Herz: Nutzen Sie Weichspüler? Das sollten Sie sich gut überlegen, denn auch er steht im Verdacht, krebserregend zu sein. Und was sie auf der Haut tragen, unserem größten Organ, geht ins Blut. Und soll ich Ihnen etwas verraten? Wenn Sie ab sofort auf das Zeug verzichten, werden alle anderen für Sie nach einem Mix aus Hubba Bubba und Chemie riechen. Es riecht nämlich ganz furchtbar, was viele durch die Adaption, also die Gewöhnung der Nase, gar nicht mehr merken. Alternativ können Sie 30–50 ml Essig oder einen Teelöffel Zitronensäurepulver ins Weichspülerfach tun. (Der Geruch verfliegt beim Trocknen.) Oder Sie lösen zwei Teelöffel Natron in 100 ml Wasser auf und verwenden das als Weichspüler. Profis kippen noch naturreine ätherische Öle mit Lavendel oder Zitrone zu ihrem selbst gemachten Weichspüler dazu.

Werden wir etwas intimer und sprechen wir über … Tampons. Haben Sie das mitbekommen? Die guten alten Tampons, die uns angeblich alle Freiheit geben, sollen voller Giftstoffe sein. Binden, Tassen und Menstruationswäsche sind auch nicht viel besser. In allen wurden Formaldehyd, Dioxin, Glyphosate, Phthalate, Bisphenol A und S gefunden. Diese Stoffe gehen über unsere schöne warme Schleimhaut ins Blut und greifen direkt ins Hormonsystem ein. Wenn es ganz übel läuft, kann es sogar zu einer toxischen Vergiftung kommen. Ja, selten, aber es ist möglich. Deshalb immer auf das Ökotex-Siegel achten! Dann sind Sie in der Regel auf der sicheren Seite!

Generell gilt: Tampons sollten nicht länger als vier Stunden am Tag und acht Stunden in der Nacht getragen werden.

Der Feind in ihrer Dusche ist übrigens der Nassrasierer! Davon gibt's ja einen Haufen quietschbunte in der Drogerie. Schön aus Plastik und mit einem sehr praktischen Kunststoffstreifen, der angeblich pflegende Stoffe für die Nassrasur abgibt. Problem: Genau diese Stoffe sorgen für Irritation und gelangen durch Mikroverletzungen in unseren Körper. Und dort treiben sie dann ihr Unwesen. Nein, danke! Eine Alternative sind Rasierhobel (aber Achtung, ungeübt kann man sich da ganz schön aufschlitzen, weil richtig scharf) oder Rasiermesser. Oder Sie epilieren oder lassen sich lasern.

Auch ein Thema: lackierte Fingernägel. Finden wir auch super. Man sieht gleich gestylter aus und fühlt sich irgendwie cooler. Nur das Formaldehyd macht uns langfristig nicht schöner und kann sogar Allergien, Hautrötungen und Asthma verursachen. Das Nervensystem wird außerdem geschädigt und der Krebsverdacht steht auch wieder im Raum. Hinzu kommen Weichmacher mit so klangvollen Namen wie Triphenylphosphat, die den Stoffwechsel und die Hormone irritieren, Lösungsmittel wie Toluol und Xylole, die das Immunsystem schädigen, Geburtsfehler verursachen und zu Entzündungen führen können, außerdem die Phthalate, die wir ja schon von den Pfannenwendern kennen, Nitrosamine, die unbeabsichtigt bei der Produktion entstehen und ebenfalls Krebs Tür und Tor öffnen, UV-Filter wie Benzophenon, die den Hormonhaushalt beeinflussen, Kampfer, der beim Einatmen Kopfschmerzen, Schwindel und Übelkeit auslösen kann, und Ethyl Tosylamid, ein Weichmacher, der Atemnot und Schwindel verursachen kann.

Ich weiß, es ist erschütternd. Oder wie mein kanadischer Onkel Jacques immer sagt: »*It's poison.*« Hat er leider recht. Nagellack sieht trotzdem immer toll aus und wir wollen auch nicht päpstlicher sein als der Papst. Unser Kompromiss: Biolacke, die möglichst wenig Giftstoffe aufweisen, und dann auch nur zu besonderen Gelegenheiten. Ähnliches gilt bei uns auch für Parfüm: Wir lieben es, aber wir nutzen es absichtlich nicht auf der Haut, sondern sprühen es nur auf unsere Pullover und ins Haar. Idealerweise bei geöffnetem Fenster.

Last, but not least: Kassenbons und AirPods. Unser Tipp: Wenn Sie den Beleg nicht unbedingt brauchen, lassen Sie ihn einfach da. Wenn Sie ihn anfassen, dann sortieren Sie ihn flott weg, denn unsere Haut nimmt alles auf. Und Bisphenol A und S wollen wir nun mal nicht im Blut. Dass AirPods eine üble Nummer für unsere Gesundheit sind, weil sie die Strahlung direkt ins Gehirn lenken, wissen wir bereits aus *Gesund, stark, schön*. Aber dass sie auch kalte und heiße Knoten bei Schilddrüsenpatienten fördern, ist neu. Deshalb: lieber aussortieren. Dann lieber die alten Kabelkopfhörer holen oder am besten mit Lautsprecher und reichlich Abstand telefonieren oder Musik hören.

Letzter Tipp: Genießen Sie Ihr giftfreies Leben! Wir tun das auch.

Zusammenfassung

- Wir vergiften uns jeden Tag, oftmals ohne es zu wissen.
- Giftstoffe diffundieren in unsere Haut durch Make-up, Waschmittel, Rasierer, Geschirrspülmittel, Parfums.
- Dadurch können der Blutzuckerspiegel und die Hormone durcheinandergeraten.
- Auch im täglichen Leben begegnen uns Giftstoffe, z.B. in Form von Mikro- und Nanoplastikteilchen in Pfannenwendern, Schneidebrettern und Vorratsdosen.
- Auch Weichspüler ist hochgiftig und geht durch die Haut ins Blut.
- Tampons kaufen Sie am besten nur noch mit Ökosiegel.
- Sehr schick, aber leider sehr hormonverändernd: Nagellack.
- Finger weg von Kassenbons – oder nur kurz anfassen und gleich wegpacken –, denn sie enthalten Bisphenol A und S.

V STRESS UND VIREN

WENN KLEINE ÜBELTÄTER UNS MÄCHTIG ÄRGERN

Haben Sie schon mal von der Selbstmörder-Krankheit gehört? Hört sich furchtbar an – und ist es auch! Eigentlich geht es um einen Schmerz im Gesicht. Meist an den Zähnen oder rund ums Auge. Taucht natürlich am liebsten auf, wenn man viel Stress hat – wann auch sonst? Passt da ja so wunderbar ins Leben. Der medizinische Begriff ist Trigeminusnerventzündung oder -neuralgie. Dieser Nerv startet an den Schläfen und drittelt sich dann. Ein Ast verläuft über der Augenhöhle, einer am Ober- und einer am Unterkiefer entlang bis unter die Nase. Und diese Entzündung verursacht Schmerzen, die man sich nicht vorstellen kann, wenn man sie noch nicht hatte. Am liebsten möchte man mit dem Kopf durch die Wand, weil kein Schmerzmittel wirklich lange Abhilfe schafft.

Ich musste diesen Zustand schon zweimal ertragen. Und beide Male war ein Virus der Auslöser. Deshalb erzähle ich Ihnen diese Geschichte hier in diesem Kapitel. Ich bekam in beiden Fällen plötzlich Zahnschmerzen. Beim ersten Mal – kurz vor Weihnachten 2019 – im linken Oberkiefer. Von Zahn zu Zahn hüpfte die Missempfindung fröhlich umher. Eigentlich ja nicht typisch für Karies & Co. Weil mein ganzheitlicher Zahnarzt nicht da war, ging ich notgedrungen zu einem Schulmediziner-Kollegen, der sofort röntgte. Nichts. Dann kam er mit der Idee einer Wurzelbehandlung um die Ecke. Danke, nein. Als letzte Maßnahme fiel ihm Fluoridgel ein. Was das gegen die höllischen Schmerzen bringen sollte, konnte er aber auch nicht erklären. Deshalb und weil ich prinzipiell nichts an und in meinen Körper lasse, was nachweislich die Schilddrüse und den Hypothalamus schädigt, unfruchtbar macht, das Risiko für Alzheimer verstärkt – und eben auch für Karies – verabschiedete ich mich unverrichteter Dinge. Ich lutschte mittlerweile ständig Eiswürfel, um die Schmerzregion zu betäuben. Zusätzlich drückte ich von außen Ice-Packs auf die Wange. Und ich nahm zum ersten Mal in meinem Leben Ibuprofen. Und das in rauen Mengen, was definitiv nicht zu empfehlen ist und für die Nieren katastrophal enden kann.

Witzigerweise war es mein Physiotherapeut, der die Diagnose stellte! Während er an meinen Beinen rumdrückte und -zog, erzählte ich ihm von den Problemchen am Kopf. Er schaute sich meine linke Schläfe an, fuhr vorsichtig mit den Fingern drüber und sagte wie aus der Pistole geschossen: »Der Trigeminusnerv ist entzündet. Fass mal selbst an die linke Seite und dann an die rechte. Spürst du, dass an der Schläfe links ein Hubbel ist?« Natürlich fühlte ich das!

Hatte mich mein Instinkt nicht getäuscht: Der Zahnarzt hatte sehr, sehr falsch gelegen! Wie gut, dass ich mir all das, was er vorgeschlagen hatte, nicht angetan hatte. Ein Anruf bei meinem Hausarzt und ein paar Stunden später saß ich in seiner Praxis. Zufälligerweise lagen da noch Blutergebnisse von mir rum, die wir noch nicht besprochen hatten. Und die besagten, dass mein Epstein-Barr-Virus (1964 unter anderem von Anthony Epstein und Yvonne Barr entdeckt, daher der Name) reaktiv war. Die meisten von uns tragen es in sich, spätestens nach einem durchgemachten Pfeifferschen Drüsenfieber in den Zwanzigern. So auch bei mir. Nur muss der Mistkerl nicht immer aktiv sein. Er kann jahrzehntelang in uns schlummern, ohne irgendwas zu tun. Ein traumatisches Ereignis oder ein bisschen zu viel Trubel und schon wird er wieder aktiv. Die meisten werden dann müde, triggern dadurch ihre Autoimmunerkrankungen wie Hashimoto – bei mir tanzte eben der Nerv im linken Oberkiefer Samba.

Ich stieg nach der Diagnose auf ein anderes Anti-Aua-Mittel um, bekam ein Epilepsie-Medikament, die Standardtherapie gegen die Nervenentzündung. Und – und das ist der eigentliche Knaller – ich änderte einiges an meinem Ess- und Lebensstil wegen des Epstein-Barr-Virus (EBV). Keine Eier, weil Viren im Labor in Eiern gezüchtet werden, wenig tierisches Fett und stattdessen viele Mikronährstoffe (Vitamin C, D3, L-Lysin) und Schwefel in Form von MSM.

Und was soll ich sagen: Nach zwei Tagen war der hämmernde und irremachende Schmerz in den Zähnen weg. Weg! Und das lag definitiv nicht an den Medikamenten, sondern an der Anti-EBV-Kur! Mein Arzt schaute erstaunt, als ich ihm davon erzählte. Und als ich die Story mal im Frühstücksfernsehen darbot, quoll mein Postfach über und über vor verzweifelten Anfragen anderer Trigeminusnerventzündungsgeplagter. Einige schilderten mir tatsächlich später ihre schnellen Erfolge, nachdem sie sich an meine Tipps gehalten hatten. Bei anderen war die Ursache einfach nicht der EBV, und so mussten sie weitersuchen oder sich der Standard-OP bei Trigeminusneuralgie unterziehen, bei der ein Teil des Schädels entfernt und so der Druck auf den Nerv verringert wird. Leider können nach diesem Eingriff die Schmerzen wiederkommen, wenn auch erst 10 bis 20 Jahre später.

Bei mir dauerte es ohne OP nur vier Jahre, bis besagte Kombi, Nervenentzündung im Kiefer plus Epstein-Barr-Virus, zum zweiten Mal auftauchte. Wieder in einer absoluten Stress-Phase. Ich war dabei, meine eigene Firma aufzubauen, und wuppte alles alleine. Von den Finanzen über die Steuer, Social Media, Kooperationskontakte, Eventorganisation bis hin zu Seminaren und Vorträgen. Ich hätte fast die Uhr danach stellen können, dass zeitnah etwas schieflaufen würde. Und tata tataa!! Da waren sie wieder, die wandernden Schmerzen in der Kauleiste. Dieses Mal oben und unten. Und – damit es nicht langweilig wird – auch ab und zu mal beidseitig. Jackpot, dachte ich! Zum Glück wusste ich dieses Mal gleich, woran ich war, und fuhr in die Praxis meines Hausarztes.

Bis die Ernährungsumstellung und die Mikronährstoffe wirkten, bekam ich von ihm eine Procainspritze von außen in die pochenden Stellen, was mich für ein, zwei Stunden im Gesicht sehr beulig aussehen ließ. Aber immerhin war der Schmerz weg – für knappe 24 Stunden. Am nächsten

Tag – einem Freitag – machte das Gleiche mein ganzheitlicher Zahnarzt, der zum Glück seine Praxis ums Eck hat. Er aber, ganz Fachmann, stach nicht außen in die Oberlippe und die Kinnlinie, sondern von innen ins Zahnfleisch. Das war tatsächlich noch fieser. Und wenn man mit dem Herrn auch noch privat befreundet ist, haut der schon mal ein »Stell dich nicht so an!« raus. Ganz egal, die Spritze wirkte, total wumpe, wo die Nadel ins Fleisch stach. Und am nächsten Tag entfaltete tatsächlich schon meine heilende Epstein-Barr-Eier-weg-Kur ihre Wirkung.

Jetzt gibt es ja nicht nur das Epstein-Barr-Virus, sondern noch unzählige andere Viren, mit denen wir schon immer zusammengelebt haben (genau wie mit Bakterien, Parasiten und Pilzen). Aber erst heute scheinen die kleinen Dinger vielen Menschen Probleme zu machen. Woran das liegt, kann kaum einer besser erklären als Günter Karl Hartner, ganzheitlicher Arzt aus dem Süden Deutschlands.

Sorgen Viren dafür, dass wir Stress haben? Oder sorgt Stress dafür, dass die Viren uns ärgern?

Die Frage, ob Viren Stress verursachen oder Stress Viren reaktiviert, ist spannend und vielschichtig. Ich würde sagen, die Viren sind zuerst da, aber wir liefern ihnen oft den idealen Nährboden. Schon Louis Pasteur erkannte im 19. Jahrhundert, dass Bakterien in roher Milch Krankheiten wie Tuberkulose auslösen konnten. Durch das Erhitzen der Milch auf 75–78 Grad wurde dieses Problem behoben. Früher waren vor allem Bakterien wie die Erreger von Syphilis, Ruhr oder Pest das größte Problem. Heute, mit Antibiotika, können wir bakterielle Infektionen weitgehend kontrollieren. Doch Viren wie Marburg-, Corona-, Noro-, Epstein-Barr- und andere Herpesviren stellen uns weiterhin vor Herausforderungen. Manche sind harmlos, andere, wie Erkältungsviren, können gefährlicher sein, und Viren wie Ebola oder HIV sind sogar oft tödlich. Ein Virus kann nicht eigenständig überleben; es braucht immer einen Wirt. Viren »leben« streng genommen nicht, sondern sind lediglich genetische Informationen in Form von RNA oder DNA, umgeben von einer oder mehreren Kapselhüllen aus Lipiden oder Proteinen, auf denen Oberflächenproteine, oft sogenannte Spikeproteine, sitzen. Diese Proteine helfen dem Virus, an eine Wirtszelle anzudocken. Sobald die Hülle des Virus in der Zelle zerfällt, setzt es seine genetische Information frei. Diese zwingt die Zelle dazu, neue Viruspartikel zu produzieren, bis die Zelle platzt und die Viren in den Körper strömen. Dieser Vermehrungszyklus ist oft der Grund, warum wir bei einer Grippe Fieberschübe erleben – ein Zeichen dafür, dass große Mengen Viren freigesetzt wurden.

Manche sagen, wir haben aktuell das Jahrhundert der Viren. Ist das so?

Früher starben die Menschen häufig an bakteriellen Infektionen wie Zahnentzündungen, Wundbrand, Pest oder der Syphilis. Mit der Einführung von Penicillin und anderen Antibiotika konnten viele dieser Krankheiten erfolgreich bekämpft werden. Schon Hildegard von Bingen nutzte im 12. Jahrhundert antibakterielle Pflanzen zur Behandlung von Pest und Wundbrand. Viele moderne Medikamente, wie Aspirin oder Cholesterinsenker, haben sich aus der Pflanzenkunde entwickelt. Während Bakterien behandelbar wurden, begann die Ära der Viren. Gegen sie gibt es bisher nur wenige wirksame pharmakologische Mittel.

Viren und Stress – gibt es da einen Zusammenhang?

Definitiv. Herpes-simplex-Viren, die bei mehr als 25 Prozent der Deutschen unangenehme Bläschen an der Lippe auslösen, sind ein bekanntes Beispiel. Diese Viren sitzen latent in einem Nervenknoten im Halswirbelsäulenbereich und wandern nach vorne, sobald wir Stress haben. Egal, ob es sich um emotionalen Stress, Schlafmangel oder einen anderen Auslöser handelt. In stressigen Momenten fährt das Immunsystem runter, während Adrenalin und Noradrenalin ansteigen. Das Virus wird reaktiviert, da das Immunsystem seine Schlagkraft für einige Momente verloren hat. Herkömmliche Cremes mit Aciclovir (ein Virostatikum) lindern zwar die Symptome an der Lippe, bekämpfen aber nicht den eigentlichen Ursprung im Nervenknoten. Die wiederholte Anwendung kann zudem Resistenzen fördern, sodass das Mittel irgendwann wirkungslos wird.

Warum schafft es unser Immunsystem heutzutage nicht, die Viren in Schach zu halten?

Unser Immunsystem benötigt essenzielle Nährstoffe wie Vitamin C, Zink und Selen, um optimal zu funktionieren. In Deutschland fehlt es vielen Menschen an diesen Vitalstoffen. Der moderne Speiseplan ist oft reich an Kohlenhydraten und schlechten Fetten und arm an naturbelassenen Lebensmitteln und gesunden Fettsäuren. Während sich frühere Generationen bewusster ernährten, sind heute etwa 70 Prozent der Deutschen übergewichtig. Krankheiten wie Diabetes und andere Stoffwechselerkrankungen beeinträchtigen das Immunsystem zusätzlich.

Welche gibt es noch?

Unser Körper verfügt über zwei unterschiedliche Immunsysteme: das angeborene TH1-System und das erworbene TH2-System. Das TH1-System ist wie die Streifenpolizei: Es erkennt und stoppt Eindringlinge frühzeitig und schützt uns vor Viren und Krebs. Das TH2-System bildet dagegen ein Gedächtnis aus und lernt im Laufe der Zeit, spezifische Erreger zu bekämpfen. Ein ausgewogenes Verhältnis zwischen beiden Systemen ist entscheidend. In den letzten Jahren beobachten Wissenschaftler jedoch immer häufiger, dass beide Reaktionen geschwächt sind – ein Zustand, der früher zum Beispiel unter anderem bei HIV-Patienten zu sehen war.

Was kann in der Kindheit noch dazu beitragen, dass das Immunsystem schwächelt?

Die Kindheit spielt eine entscheidende Rolle für die Entwicklung eines gesunden Immunsystems. In Ländern wie Brasilien werden viele Kinder per Kaiserschnitt geboren. Auch in Deutschland liegt die Rate zurzeit bei etwa 35 Prozent. Nach einem Kaiserschnitt fehlen den Neugeborenen oft wichtige Bakterien aus der mütterlichen Darmflora, die für das TH1-System essenziell sind. Normalerweise nehmen Babys diese Bakterien während der Passage durch den Geburtskanal auf. Frühzeitige und häufige Mehrfachimpfungen können zusätzlich das TH1-System weiter schwächen. Eltern können jedoch gegensteuern, indem sie auf eine ausgewogene Ernährung mit frischen, unverarbeiteten Lebensmitteln achten und das Immunsystem ihrer Kinder durch viel Bewegung an der frischen Luft sowie den Kontakt mit der Natur fördern.

Stichwort Grippe- und Coronaviren. Da wird beziehungsweise wurde auch geimpft. Was sagen Sie dazu?
Grippe- und Coronaviren mutieren sehr schnell. Deshalb gibt es jedes Jahr neue Grippeimpfstoffe. Auch gegen Corona wurde mehrfach geimpft. Soviel ich weiß, passte man den Impfstoff nach einiger Zeit an neuere Coronamutationen oder -formen an. Diese Impfungen regen die Bildung von TH2-Antikörpern an. Wenn die spezifische Virusvariante, gegen die geimpft wurde, nicht mehr so existiert, wie es die Impfung vorgesehen hat, kann es passieren, dass die durch die Impfung gebildeten Antikörper die Viren nicht mehr erkennen. Dies liegt daran, dass sich die Oberflächenstruktur oder die Proteine der Viren durch Mutationen und Anpassungen verändert haben. Ein erneuter Angriff der veränderten Viren kann das Immunsystem weiter schwächen. Dies wiederum kann dazu führen, dass andere Viren wie Epstein-Barr oder Herpes reaktiviert werden und Erkrankungen wie Gürtelrose oder Herzmuskelentzündungen auslösen.

Was kann man gegen die Viren tun?
Eine pflanzliche Ernährung ist empfehlenswert. Zusätzlich können Nahrungsergänzungsmittel wie 500 mg Vitamin C, 100–200 µg Selen und 10–20 mg Zink täglich helfen. Magnesium, Taurin und B-Vitamine sind ebenfalls empfehlenswert. Melatonin, unser Schlafhormon, hat antivirale Eigenschaften. Pflanzliche Mittel wie Helmkraut, *Artemisia annua* (einjähriger Beifuß), Löwenzahn und Brennnesselextrakt können als Tee oder Tinktur unterstützend wirken. Bei akuten Infektionen können hoch dosiertes Vitamin C und N-Acetylcystein (NAC) helfen, die Lungen zu schützen und die Entgiftung des Körpers zu unterstützen.

Was kann man sich vom Arzt verschreiben lassen?
Ärzte könnten Famotidin oder Ivermectin verschreiben. Hier müssen sich die entsprechenden Ärzte allerdings gut auskennen und ihre Patienten aufklären, da diese Medikamente in Deutschland bis 2025 keine Zulassung als Virostatikum haben. Ozon- oder H_2O_2-Infusionen sowie hyperbare Sauerstofftherapie haben sich ebenfalls bewährt. Letztere erhöht die Sauerstoffversorgung im Körper, wodurch Viren abgetötet werden. Diese Methode eignet sich nicht nur bei Virusinfektionen, sondern auch zur Unterstützung bei Krebs. Homöopathische Nosoden können speziell bei Epstein-Barr-Viren helfen und sind in Apotheken erhältlich.

Zusammenfassung

- Menschen und Viren leben seit vielen Jahrtausenden in Koexistenz zusammen.
- Es gibt unzählige Arten von Viren, die den Wirt nicht töten möchten, sondern von ihm profitieren.
- Eigentlich kann der Mensch Viren gut in Schach halten. Wenn sich das Milieu verändert durch Stress, Mikronährstoffmängel, falsche Ernährung usw., dann können Viren sich ausbreiten und Symptome entstehen.
- Vor allem das Epstein-Barr-Virus ist ein großes Problem. Die meisten tragen es nach einem Pfeifferschen Drüsenfieber in sich. Erst wenn es reaktiv wird, spüren wir es.
- Erschöpfung, Gelenkschmerzen, Lupus, Multiple Sklerose, rheumatoide Arthritis, entzündliche Darmerkrankungen, Typ-1-Diabetes, Hashimoto Thyreoiditis und Zöliakie können die Folgen eines unbehandelten, reaktiven Epstein-Barr-Virus sein.
- Eine naturbelassene Ernährung, Vitamine, Mineralien und Spurenelemente, pflanzliche, antivirale Mittel und Sauerstofftherapie können den Körper im Kampf gegen Viren unterstützen.

(A) STRESS UND BORRELIOSE
WER IST DER UNBEKANNTE FEIND IN MEINEM KÖRPER?

Jetzt denken Sie bestimmt: Warum kommen die plötzlich mit Borrelien um die Ecke? Es geht doch um Stress? Da haben Sie auch völlig recht. Wir verlassen unser Feld auch nicht, sondern geben Ihnen einen neuen Gedanken an die Hand. Oder wie unser Experte Dr. Schwarzbach im Interview sagte: »Es ist ein bisschen wie mit dem amerikanischen Ex-Verteidigungsminister Rumsfeld und *the unknown unknown*«, also Dingen, von denen wir nicht wissen, dass wir sie nicht kennen. Sprich: Nach diesem Kapitel wissen Sie auf jeden Fall mehr und haben eventuell einen neuen Ansatzpunkt, woher Ihre schlechte Stresstoleranz rühren könnte.

So ähnlich ging es zumindest mir, als ich einen Bluttest machte, um herauszufinden, warum ich immer so schnell erschöpft und gestresst war. Und siehe da: Borrelien saßen in meinen Zellen und hatten es sich da offenbar gemütlich gemacht. Ich war völlig baff und konnte das gar nicht glauben. An eine Zecke an meinem Körper konnte ich mich nicht erinnern. Allen anderen hatte ich mal eine entfernen müssen, aber mir? Und auch der typische ringförmige rötliche Kreis um eine mögliche Einstichstelle, die sogenannte Wanderröte, hatte ich bei mir nicht ausfindig gemacht. Aber Blutbilder lügen nun mal nicht, und diskutieren kann man sie zwar, aber ich schluckte dann doch lieber eine Anti-Borrelien-Tinktur zusammen mit einer meiner Töchter, die die gleiche Diagnose hatte. Bin ja immer für den naturheilkundlichen Weg, und so tranken wir eine Tinktur aus 13 Kräutern, die so schöne Namen hatten wie Riesenknöterich, Katzenkralle und Sarsaparilla, um nur einige zu nennen. So gängige wie Koriander, Ginseng und Olivenblätter waren auch dabei. Das tat nicht weh – und ich war beruhigt. Was ich erstaunlich fand: Zeckenbisse übertragen sich gar nicht nur über Zecken, wie ich herausfinden musste, und die Auswirkungen auf den Körper können ganz schön gemein sein. Wenn die Borrelien sich bei uns einnisten, kann das auch unauffällig passieren, aber Sie erkennen sich unter Umständen selbst nicht wieder. Und wer will schon fremdbestimmt durch den Alltag hetzen?

Deshalb kommt hier unser kleiner Borrelien-Exkurs mit dem Experten Dr. Armin Schwarzbach, Laborfacharzt mit Spezialisierung auf Infektiologie.

Viele werden jetzt denken: »Das betrifft mich nicht, ich hatte ja gar keine Zecke.« Aber die Borrelien-Diagnose wird immer häufiger gestellt. Was ist da los? Haben wir eine neue Gattung der Stechmücken?

Dazu gibt es eine große Studie, die mit Kindern und Jugendlichen gemacht wurde. Diejenigen, die nachweislich Antikörper im Blut hatten, hat man gefragt, ob sie sich an einen Zeckenstich erinnern können. 14 Prozent wussten es, 86 Prozent wussten von nix. Das liegt natürlich auch daran, dass die Zecke vielleicht wieder abgefallen ist. Es braucht ja auch etwas Zeit, bis sie überhaupt sticht. Vor 15 Jahren hatten wir ein Forschungsprojekt mit der EU und haben dafür Blutspender in München gesucht. Und auch da haben wir 30 Prozent Borrelien-Antikörper gefunden, was die Probanden völlig überrascht hat, denn so konnten sie nicht mehr teilnehmen. Beschwerden hatten sie zu diesem Zeitpunkt nicht oder haben sie nicht auf Borrelien zurückgeführt. In der Regel wissen es nur 30 Prozent der Betroffenen, das ist ungefähr ein Drittel.

Was genau passiert, wenn uns eine Zecke sticht, sodass wir das unter Umständen gar nicht mitbekommen?
Na ja, die Zecke ist ganz schön clever: Die Stellen, die sie sich aussucht, sind gut gewählt. Wer kann sich schon hinters Ohr gucken? Man merkt es nicht mal, denn sie betäubt ja die Stelle, an der sie zustechen will. Dann saugt sie auch nicht ewig, fällt gerne mal ab und wir haben es eben gar nicht mitbekommen. Und viele Menschen leben beschwerdefrei, was sich aber auch irgendwann ändern kann. Wichtig ist einfach, das Bewusstsein zu haben. Was viele auch nicht wissen: Die Wanderröte ist auch nicht so häufig, gilt aber immer als Indikator. Einige Menschen entwickeln die aber gar nicht. Und 10–20 Prozent entwickeln eine Sommergrippe nach einem Zeckenbiss ohne Wanderröte, können das aber nicht richtig einordnen.

Wer ist gefährdet?
Ich sollte meine Exposition kennen, sprich wissen, wie hoch mein Risiko ist und wie ich es minimieren kann. Waldkindergartenkinder sind sehr gefährdet und natürlich Berufsgruppen wie Soldaten, Jäger, Förster, Kleingärtner, Paraglider und Segelflieger. Bei Forstbeamten und Forstarbeitern gilt ein Zeckenunfall als Berufserkrankung, ähnlich wie der Gerüstbauer, der vom Gerüst fällt, und ist sogar versichert. Aber es betrifft eben auch den Hobbygärtner, denn die meisten Infektionen passieren im heimischen Garten im Gras, unterm Baum oder im Kontakt mit Igeln, denn die sind völlig zeckenverseucht.

Wo lauert sie, die Zeckengefahr?
Wir müssen unser *Outdoorbehavior*, also unser Verhalten draußen, etwas ändern. Beim Joggen, beim Waldspaziergang, im eigenen Garten. In anderen Ländern wird darüber viel mehr informiert als bei uns, eben weil bis zu 50 Prozent der Zecken borrelienverseucht sind.

Die Gründe dafür sind vielfältig: Wildtiere, die wir auch als Hotspot endemisch, also sehr infektiös, betiteln, kommen ganz nah in die Städte rein, Sing- und Zugvögel lassen uns gerne die kleinen Biester da, genau wie Haustiere. Die wärmeren Temperaturen durch den Klimawandel sind außerdem genial für Zecken. Und dann gibt es nicht nur Infektionen draußen, sondern auch Inhouse-Infektionen, wenn Sie etwa den Weihnachtsbaum reinholen und aufstellen. Legen Sie da mal ein weißes Tuch drunter! Dann werden Sie sehen, wie die inaktiven Zecken runterfallen, nachdem sie quasi aus ihrer Starre aufgetaut sind. Dann gibt's einen Stich als Weihnachtsgeschenk.

Dann pflanzen wir ja überall wegen der Umforstung Mischwald an, auch das lieben Zecken. Das ist natürlich nicht falsch, denn makroökologisch brauchen wir das, aber für Zecken ist es eben ein geniales Feld. Und so nehmen die Zahlen zu. Auch der hohe Norden holt massiv auf. Das wissen wir von den Zahlen der Krankenkassen. Es werden immer mehr Infizierte gemeldet, auch wenn FSME (eine Viruserkrankung, die nach einem Zeckenbiss eine Entzündung der Hirnhaut, des Gehirns und des Rückenmarks auslöst) eher ein Thema im Süden bleibt. Und dann gibt es ja auch immer noch eine Dunkelziffer der nicht erkannten und damit nicht gemeldeten Erkrankungen. Auch die Bevölkerungsdichte trägt dazu bei. Ganz schlimm ist es auch südlich des Weißwurstäquators bei den Bayern und Österreichern. Dort ist Schutz das Gebot der Stunde. Unbedingt immer einsprühen und einen Zeckendreher dabeihaben!

Welche Symptome gibt es, dass ich doch noch auf die Borreliose schließen könnte?

Wir wollen auf keinen Fall Panik machen. Aber ein paar Dinge sollten einem bewusst sein: Nicht nur Zecken, auch Pferdebremsen und Stechmücken können übertragen. Bis eine Zecke sticht, dauert es eine gewisse Zeit, die liegt im Stundenbereich. Es bleibt also Zeit, abzusuchen. Es passiert ja nicht sofort. Und gefährlich wird es erst, wenn die Zecke vorher vom Wildtier gesogen hat. Ein Indikator ist auffälliger Nachtschweiß zwischen 2:00 und 4:00 Uhr. Das können auch Babesien sein, die sogenannten Co-Erreger, die man auch im Blut testen kann, was ich bei Verdacht immer empfehle. Sollten Sie die klassische Wanderröte bei sich entdecken, rate ich zum sofortigen Arztbesuch, auch wenn sie nicht wehtut und keine Probleme macht. Kinder entwickeln sie auch gerne mal am Ohr, also schauen Sie Ihrem Kind aufs Ohrläppchen. Man kann dann auch eine Biopsie am Randsaum machen, dort ist die Dichte der Borrelien am größten. Wenn Sie eine Sommergrippe bekommen, was bei 20 Prozent der Menschen der Fall ist, haben Sie jetzt auch eine Idee, woher sie kommt.

Es gibt auch Betroffene, die überspringen die Wanderröte und kommen gleich mit einer Gesichtsnervlähmung, aber das sind nur zehn Prozent. Dann muss man das Nervenwasser untersuchen. Wenn die Borrelien ins Gehirn gehen, kann das auch eine Tic-Störung, Gelenkschmerzen, eine Herzmuskelentzündung, eine Augenentzündung oder eine Hirnhautentzündung bis ins Koma als Folge haben. Oft zeigt sich aber auch einfach nur eine auffällige Leistungsminderung, das Fatigue-Syndrom: Man ist antriebslos, erschöpft, neigt zu Infekten und Stress wird nicht mehr vertragen. Auch Ameisenlaufen oder Kribbeln in Armen und Beinen wird beschrieben, und zwar meistens genau da, wo die Zecke war. Nadelstichartige, ziehende Schmerzen, Taubheitsgefühle oder brennende Fußsohlen sind auch typisch.

Aber all diese Symptome kommen und gehen. Es ist eine Erkrankung in Schüben. 78 Prozent haben Nacken- und Kopfschmerzen nahe der Einstichstelle. Das gilt auch für Drehschwindel und Tennisellbogen. Selbst eine Reizblase, entzündete Nieren, Herzrasen und Herzrhythmusstörungen, Darmbeschwerden, schlechteres Sehvermögen, Augenbrennen und Tinnitus können mit einer Zecke beginnen. Und auch Depressionen und schizophrenes Verhalten können durch einen Zeckenstich ausgelöst werden. 62 Prozent der Betroffenen sind gereizt, wissen aber von nix und denken, sie sind grundlos schlecht drauf.

Was ist, wenn Stress dazukommt?

Stress triggert einfach: Wenn Borrelien in den Körper kommen, wird das Immunsystem geschwächt, der Körper ist entzündet. Die Infektion führt zu einer Immunschwäche und zu einer Inflammation, was ganz normal ist, denn der Körper wehrt sich mit seinen Zytokinen. Sprich: Die Zellen wehren sich, die Borrelien hauen denen dann wieder eins auf die Mütze und so geht das immer weiter. Alle Infektionen sind am Ende stressgetriggert, und da müssen Sie raus, sonst gibt es keine Heilungsphase.

Wie kann ich selbst tätig werden im Falle eines Falls oder bei Verdacht?

Sie gehen zum Arzt und machen einen Bluttest auf Borreliose und Co-Erreger. Die entsprechenden Werte sind der Borrelien-Immunoblot und der Borrelien-Elispot. Und sollten Sie die Zecke gefunden haben, heben Sie sie auf und lassen Sie sie untersuchen.

Gehen Sie zu einem erfahrenen Kollegen, der sich intensiv mit Borreliose beschäftigt und vor allem eine chronische Borreliose akzeptiert. Wenn Sie nicht sicher sind, schauen Sie in die Ärzteliste der Deutschen Borreliose-Gesellschaft. Ich muss dazu sagen: Natürlich ist nicht alles Borreliose. Die Leitborreliose ist eine klinische, keine Labordiagnose. Bedeutet: Sie müssen das über eine Anamnese herausarbeiten. Wenn Sie über mehrere dieser unspezifischen Symptome verfügen, ist es im Bereich des Möglichen. Viele Menschen haben aber auch einfach ein Virenproblem. (Mehr zum Thema Stress und Viren finden Sie im gleichnamigen Kapitel ab Seite 141.) Dann werden Erkrankungen wie das Epstein-Barr-Virus reaktiviert, und die Borreliose ist der Starter, der das Immunsystem unterdrückt, und dann kommen eben Triggerfaktoren wie Stress dazu.

Wenn Sie die Diagnose bekommen, klären Sie ab, welche Co-Erreger, also Bartonella, Ehrlichia/Anaplasma, Babesia und Rickettsia, noch unterwegs sind, und die müssen dann mitbehandelt werden.

Wie kann ich der Borreliose mit Naturheilmitteln zusätzlich zu Leibe rücken?

Ich empfehle dann gerne Tinkturen mit Stevia sowie die Tinkturen Samento und Banderol.

Stevia ist eine Pflanze, die sich in Laborstudien bewiesen hat. Das Stevia-Vollblattextrakt hat eine starke antibiotische Wirkung. Samento ist ein pflanzlicher Extrakt aus der Katzenkralle und ein natürlicher Immunmodulator, der das Immunsystem unterstützt. Und Banderol wird aus der Rinde des Otoba parvifolia gewonnen, einem Muskatnussbaum, der im Amazonas wächst.

Zusammenfassung

- Zeckenbisse können im Körper Stress auslösen, was auch für die Co-Erreger gilt.
- Erreger werden nicht immer nur durch Zecken übertragen, sondern auch durch Stechmücken.
- Nicht immer muss ein Zeckenbiss Folgen haben, aber es ist möglich; Symptome sind oft unspezifisch. Typisch ist Nachtschweiß zwischen 2:00 und 4:00 Uhr.
- Nicht jeder Mensch entwickelt die klassische Wanderröte. Bei Kindern erscheint sie häufig hinterm Ohr, besser regelmäßig kontrollieren.
- Viele Patienten sind überrascht, wenn im Blutbild Borrelien entdeckt werden, weil sie den Zeckenstich nicht gespürt haben.
- Borrelien kann man auch mit pflanzlichen Tinkturen bekämpfen.
- Vorsicht beim Weihnachtsbaumaufstellen, sonst gibt es unter Umständen ein Zeckenpräsent.

(A) STRESS UND KINDER

WIE WIR DIE KLEINSTEN ENTSPANNEN

Neulich schickte mir meine Freundin Daniela, auch Dreifachmama, über Insta ein Statement, das mich sofort abholte und übersetzt aus dem Englischen so lautet: »Als Mutter bin ich es so leid, mich jede Sekunde des Tages um alles und jeden zu sorgen. Aber ich mache mir auch Sorgen, dass sich niemand so viele Sorgen machen wird wie ich, über all die Dinge, über die man sich Sorgen machen muss.«

Ich glaube, das spricht jede Mutter an, diese verdammte Sorge eint uns. Die Väter natürlich auch, aber die sind meistens irgendwie entspannter. Wie oft man als Mama nachts wachliegt und sich fragt, ob alles okay ist, hätte ich mir nie träumen lassen.

Mein erstes Kind war noch im Mutterleib, da hieß es schon: »Vielleicht ist der Kopf zu klein« – und ich machte mir Sorgen. Was war? Nichts. Kopf vollkommen normal, heute ein süßer Dickschädel. Bei Schwangerschaft Nummer zwei sollte ich mir Spritzen setzen aufgrund einer zufällig diagnostizierten Thrombophilie, also einer erhöhten Thromboseneigung. Wusste ich bei Kind Nummer eins gar nicht. Jetzt hieß es: »Sie und Ihr Kind könnten sterben.« Gestorben ist dann tatsächlich nur das Vertrauen in die Pharmaindustrie. Die Mikronährstoffe, mit denen ich die Nummer kompensierte, und die Ganzheitsärzte, die mir dabei halfen, machten ihren Job nämlich ganz wunderbar. Man kann sein Blut tatsächlich auch mit Fischöl, Vitamin C, Quercetin, Vitamin E und Bromelain verdünnen, Thrombosestrümpfe tragen und sich engmaschig ultraschallen lassen. Sorgen und Ängste nervten trotzdem, weil ich mich selbst gegen die ärztliche Leitlinie entschied. Das braucht Mut. Bei Baby Nummer drei wurde das fehlende Unterhautfettgewebe bemängelt. Heute ist meine Tochter proper – und wer hatte Panik? Ich könnte diese Liste an Geschehnissen endlos weiterführen. Jede Mutter wird verständnisvoll nicken. Geht es deinen Kindern nicht gut, bist du fertig und kurz vor dem Zusammenklappen. Die Klaviatur des Sorgenpotenzials reicht von hier bis Tokyo und zurück. Und was, wenn es Stress ist, der das eigene Kind lahmlegt? Da möchte man am liebsten vor Wut in die Tischkante beißen, weil man den kleinen Mäusen den eigentlich noch ersparen möchte. Einziger Haken: Wir leben in dieser Zeit, in der ein Kind, das sich langweilt, als ungefördertes Phänomen betrachtet wird. Denn unsere Kinder sind in der Regel durchgetaktet. Spätestens wenn die Schule anfängt. Und genau da setzt meine Anekdote an, die ich Ihnen jetzt erzähle.

Ich hatte bereits einmal Grundschule als Mama hinter mir und dachte beim zweiten Mal: Komm, du bist ja schon Profi, was soll passieren? Und schlimmer als in der Covidzeit und mit einem Lehrerkollegium, das permanent wegen Krankheit ausfällt, kann es ja kaum kommen. Tatsächlich war die Schule, die ich mir dieses Mal ausgesucht hatte, ein Traum an Engagement, Freundlichkeit und Struktur. Nette Lehrer, nette Kinder, nette Eltern. Halbe Miete. Ich hatte die Rechnung nur ohne *mein* Kind gemacht. Theresa war nur kurz im Kindergarten gewesen, es gab ja Beschränkungen wegen Corona zu der Zeit. Und nun die neue Schule: All die anderen Kinder, die Eindrücke, die Konflikte untereinander, das war viel. Und Grundschule ist ja Hauen und Stechen: ewiger Wettbewerb, viele Arschlochkinder (wenn Sie ein treffenderes Wort kennen, bitte schreiben Sie mir!), täglicher Streit. Dazu die ersten richtig miesen Schimpfworte, langes Stillsitzen und der erste Druck des Lebens.

Meine kleine Erstklässlerin kam nicht nur mit Hausaufgaben, sondern plötzlich mit einem Tic nach Hause. Sie rollte mit den Augen und stampfte hin und wieder beim Spielen stark auf. Da ich als Kind selbst mal ein paar Wochen einen Tic gehabt hatte, war ich anfangs noch entspannt. Es gilt schließlich die eiserne Regel: nicht beachten, geht von allein wieder weg. In unserem Fall veränderte er sich allerdings nur: Plötzlich musste sie die Arme beim Schreiben hochwerfen, dann kam eine Brumm- und Räusperphase, abgelöst von Zwinkern und Schulterzucken. Da Nichtbeachten nicht mehr ging, erklärten wir ihr, dass das Ganze harmlos sei und irgendwann verschwinden würde, und gingen betont locker damit um. Irgendwann stand die Sorge aber wie ein rosa Elefant im Raum, meistens bei mir im Kopf abends auf der Bettkante. Der Kinderarzt schickte uns zum Neurologen, vorsichtshalber. Theresa wurde »ein Hut mit tausend Drähten« aufgesetzt und ich saß die längste halbe Stunde meines Lebens in einem Wartezimmer. Fazit: Hirnströme alle in Ordnung. Kind gesund. Trotzdem wurde es einfach nicht besser, und wir nahmen ihr bei der ganzheitlichen Ärztin Dr. Martina Wengenroth Blut ab, um sicherzugehen, dass es nicht ein Mangelzustand oder Bakterien sein könnten, die dieses Verhalten auslösten. Ergebnis: Das Kind hatte Streptokokken, Borrelien und Bartonellen, Letztere gibt's zur Borreliose gerne mal kostenlos dazu, als Co-Erreger. Nach dieser Diagnose von Frau Dr. Wengeroth verschrieb unser Kinderarzt ein Antibiotikum, parallel dazu schluckte Theresa brav *Artemisia annua*, eine Heilpflanze, die gegen Borreliose-Infektionen, Viren, Entzündungen und Keime hilft, dazu eine spezielle Anti-Borrelien-Tinktur und *Magnesium phosphoricum* zur Beruhigung und Stärkung des Nervensystems. Auch eine Schwermetallausleitung stand auf dem Plan, aber erst im Anschluss. Der Tic blieb aber unser ständiger Begleiter. Ich lag nachts wach und googelte voller Angst »Tourettesyndrom«. Ja, das war total drüber, aber es war alles sehr unheimlich für mich und ich habe leider berufsbedingt auch eine blühende Fantasie. Ein befreundeter Psychologe warf auch noch mal ein Auge aufs Kind. Urteil: »Völlig normal.«

Und dann kam der Tag, an dem eine Mutter vor der Schule zu mir sagte: »Mein Sohn hat jetzt einen Tic. Der zieht immer die Schultern so hoch. Ich gehe demnächst mit ihm zum Osteopathen.«

Auf die Idee war noch niemand von uns gekommen. Keine Woche später standen wir barfuß in der Praxis ihres Vertrauens, und der Osteopath sagte: »Der Vagusnerv ihrer Tochter ist eingeklemmt. Das haben wir gleich.« Er drückte hier und schob dort bei Theresa und ich ging eine Tonne leichter wieder aus der Tür. Sicher hatten die ganzen Erreger im Körper meiner Tochter am Chaos mitgearbeitet, aber wenn der Vagusnerv blockiert ist, der Nerv, der für Entspannung und die Weiterleitung von körpereigenen Signalen zuständig ist und wichtige Organsysteme mit dem Gehirn verbindet, erklärt das so einiges. Stress mag der Vagusnerv übrigens gar nicht, denn dann kommt er beziehungsweise das autonome Nervensystem schnell in eine Disbalance. Der Vagusnerv ist quasi eine Mischung aus Postbote und Qualitätsmanager, denn er meldet den Zustand der Organe an das Nervensystem. Auch die Verdauung, das Herz, der Magen und die Lunge werden also beeinflusst.

Acht Wochen sollte ich mein Schulkind jetzt observieren und dann gegebenenfalls wiederkommen. Der Tic verschwand nicht von heute auf morgen, aber er verblasste quasi von Tag zu Tag mehr. An stressigen Schultagen kam er noch mal verstärkt zurück, aber wir freuten uns wie Bolle über jeden kleinen Abwesenheitsmoment. Wochen später war der Stress-Spuk komplett vorbei.

Dann kamen unbeschwerte Sommerferien, die leider irgendwann mit letzten Sonnenstrahlen zu Ende gingen. Die zweite Klasse stand an. Und sechs Wochen später war er wieder da, der verdammte Tic. Schlimmer denn je. Da Grundschule ja Hauen und Stechen ist, hatten wir unglaublich zu tun mit mobbenden Mädchen, Jungs, die meiner Tochter von hinten auf den Rücken sprangen, und einem Lernzielkontrollen-Marathon, mit dem wir kaum mithalten konnten. Inzwischen machte unsere Tochter laute Geräusche, als hätte sie tatsächlich ein Tourette-Syndrom entwickelt. Klassenkameradinnen äfften sie nach oder meldeten sich, um sich über sie zu beschweren. Unsere ganze Familie litt mit. Dieses Mal half der Griff unseres Osteopathen aber leider nicht. Wir versuchten es mit spezieller Ernährung, Entgiftung und jedem Strohhalm. Nichts funktionierte. Bis ich in die Physiopraxis Krüger ging. Eigentlich nur, weil es mir so schlecht ging, dass mir bereits alles wehtat, aber gesprächig (und in diesem Fall ausnahmsweise deprimiert), wie ich nun mal bin, erzählte ich von unserem Problem. Henning Krüger, Manualtherapeut und OMT-Spezialist, und sein Kompagnon Dr. Paul, Orthopäde und ebenfalls Osteopath, schauten sich beide Theresa an und kamen zum gleichen Ergebnis: Dieses Mal war der *Nervus phrenicus* schuld, quasi ein Kollege vom Vagusnerv. Der war nämlich durch Nackenverspannungen und Blockaden der unteren Halswirbelsäule irritiert und sorgte so für eine plötzliche Kontraktion, also ein Zusammenziehen und Verkrampfen des Zwerchfells. Dadurch entstand ein Unterdruck im Brustkorb. Ergebnis: eine Art Schluckauf, nur eben einer von der Sorte, den man nicht durch erschrecken, viel trinken oder der Frage nach dem gestrigen Mittagessen wegbekommt.

Und so lag mein kleines Grundschul-Schluckauf-Kind mehrere Tage 15 Minuten lang auf der Liege. Wir mussten aufpassen beim Pulloveranziehen, Sport war verboten, konnte nämlich die Behandlung gefährden, alles zu fragil. (Übrigens auch ein Grund, warum man sich den Manualtherapeuten unbedingt ums Eck suchen sollte, denn selbst eine ruckelige Autofahrt kann die Behandlung ruinieren!) Die Herren sprachen davon, die Atlasblockade zu beseitigen, massierten die tiefen Halsfaszien und bearbeiteten den *Musculus scalenus anterior*. Und ich saß voller Hoffnung daneben, dass der Spuk endlich ein Ende haben könnte. Hatte er dann auch. Weihnachten war Frieden unterm Baum. »Und wenn es wieder losgeht?«, fragte ich Henning Krüger an einem Abend in der Praxis. »Dann wissen wir, wo wir ansetzen müssen!«

Wie recht er damit hatte. Nichts ist schlimmer, als im Trüben zu fischen. Womöglich wären wir ohne die beiden beim Kinderpsychologen gelandet, wo wir völlig falsch gewesen wären. Und was war der Trigger des Ganzen? Stress!

Während ich all das aufschreibe, pocht mein Puls heftig, wenn ich nur an diese Zeit denke. Eins habe ich mir jedenfalls geschworen: bei Stress, vor allem bei den Kindern, rechtzeitig die Reißleine zu ziehen. Sonst gehe ich mit unter. Dann riskieren wir halt den Eulenstempel, den es für nicht gemachte Hausaufgaben gibt. Hauptsache, der Vagusnerv macht seinen Job.

Und wie auch Sie Ihre Kinder und sich selbst vor zu viel Stress bewahren können, habe ich die Ärztin für ganzheitliche Medizin und Neurowissenschaftlerin Dr. Martina Wengenroth gefragt.

Warum haben unsere Kinder heutzutage so viel Stress?

Eins ist natürlich klar: Kein Kind kommt gestresst auf die Welt. Kinder spiegeln auch immer den Stress der Eltern wider. Diese kleinen Menschen kennen ja noch keine Uhr, keine Zeit, sie saugen den Stress quasi mit der Muttermilch auf, wenn wir Mütter uns im Spagat zwischen Beruf und Familie versuchen. Wir pressen sie in unser Korsett, in dem sie funktionieren müssen, und das Feedback besteht oft aus Belohnung und Bestrafung. Und daraus resultiert gleich der erste Stress, den unsere Kinder in unserer westlich zivilisierten Gesellschaft mitnehmen: Wenn sie sehr früh in den Kindergarten kommen und danach bewertet werden, wie gut sie funktionieren, geht es auch gleich weiter mit dem Stress – Trödeln wird abgemahnt, Gut-Mitmachen belohnt. Schließlich müssen wir Eltern ja im Job performen und der Morgenkreis muss bitte pünktlich mitgesessen werden. Flexibilität ist nicht. Mütter bekommen ja auch keine Schonzeit, und die Väter sorgen nicht für den Raum, dass die Frauen *nicht* ihren Mann stehen müssen, weil ein Gehalt oftmals nicht mehr reicht. Es fängt eigentlich damit an, seine schlafenden Kinder viel zu früh und gegen ihren Biorhythmus wecken zu müssen. Allein das ist schon einer der ersten Bausteine der Institutionalisierung und der erste Stressfaktor des Tages. Werden unsere Kinder größer, kommen dann noch Themen wie Mobbing, der Social-Media-Vergleich und Leistungsdruck dazu. Stress hat viele Gesichter.

Wie erkenne ich, ob mein Kind tatsächlich gestresst ist?
Ich sehe ja sehr viele Kinder in der Praxis, und es gibt verschiedene Indikatoren: Unruhiges Bewegen ist einer davon, und ich meine damit nicht eine fröhliche Lebendigkeit, sondern unkoordiniertes Herumzappeln, nicht still sitzen können, nesteln. Da werden Fingernägel gekaut, Haarsträhnen gedreht, wird nervös auf dem Stuhl herumgerutscht.

Ebenfalls ein Stressanzeiger: ein veränderter Schweißgeruch. Bei Jugendlichen merkt man das schneller. Ist der Stress groß, verändert sich der Körpergeruch! Auch schwitzige Handinnenflächen können Ausdruck von Stress und Ängsten sein. Dazu kommt dann auch gern Zähneknirschen, Zähnezusammenbeißen, das Gesicht kann dann richtig kantig aussehen durch die muskuläre Anspannung der Kaumuskulatur. Man darf ja nichts falsch machen. Wir leben einfach in einer Bitte-keine-Fehler-Kultur. Da sollte man schon besser in die Box passen. Dabei sind Fehler ja eine Chance für Lern- und Entwicklungsmöglichkeiten. Und dann sind ja alle Kinder so durchgetaktet, der Hobbystress kommt noch dazu, Langeweile gibt es nicht mehr, dabei entsteht so Kreativität. Da müssten wir eigentlich wieder hinkommen.

Welche Faktoren begünstigen den Stress?
Es fängt beim Essen schon an. Fast Food und Essen to go sind ein großes Problem: Es ist physiologisch betrachtet wichtig, in Gesellschaft zu essen, es wird frisch gekocht und danach zusammen aufgeräumt. Kurz: Im archaischen Sinne sitzt man zusammen am Feuer und teilt das Essen. Dann geht es uns gut, der Parasympathikus wird angeregt, wir entspannen und genießen. Wenn wir irgendwas hinunterschlingen, Billigwaren mit Transfetten, Konservierungsstoffen und Farbstoffen, ist der Körper im Stress. Und wenn wir am besten noch Schweinefleisch zu uns nehmen in Form von Pizza Salami oder Bratwurst, essen wir auch noch den Stress der Tiere während der Massentierhaltung und Schlachtung mit. Denn der wird über die Stress- und Angsthormone im Muskelfleisch gespeichert und reichert sich in unserem Gewebe wieder an.

Dann haben wir die Umweltgifte, die unseren Stoffwechsel und die Hormone durcheinanderbringen. Das fängt an beim Babyspielzeug aus China über Plastikflaschen, aus denen die Kinder täglich trinken, und reicht bis zu Mikroplastik aus Verpackungen. Wenn etwas schon stinkt, rate ich dazu, es gleich wegzuschmeißen. Idealerweise trinken Kinder aus Edelstahlflaschen und die Brotboxen sind zumindest BPA-frei. Wer denkt, Mikroplastik sei harmlos, muss ja nur mal Fische anschauen, die zunehmend verweiblichen, oder die Teenies, die viel zu früh in die Pubertät kommen. Manche Jungs haben ja schon mehr Brust als erwachsene Frauen.

Ein weiterer Faktor ist Fruchtzucker! Den finden wir zum Beispiel in Cornflakes und in allen möglichen Süßigkeiten. Er ist nun mal billiger als Haushaltszucker, deshalb verwendet die Industrie ihn so gerne. Schlimm sind auch Fruchtsäfte und diese Quetschies, von denen landläufig gemeint wird, die wären so gesund. Fruchtzucker ist die häufigste Ursache bei Kindern für eine nicht alkoholische Fettleber. Die Folge: Die Leber entgiftet nicht mehr richtig und die Kinder werden dick und können sich nicht mehr konzentrieren. Das kann bis zu Verhaltensveränderungen führen.

Und was ebenfalls für Stress sorgt, ist das Miteinander. »Ey, Hurensohn« ist eine kumpelhafte Begrüßung unter Freunden, habe ich neulich gelernt. Aber die sprachliche Verrohung kann man dem trotzdem nicht absprechen. Und nicht zu vergessen: Vielleicht die sogar größte Belastung sind elterliche Trennungen, Streit, Umzüge, Mobbing. Unsere Kinder haben ganz schön viel zu bewältigen. In solchen Situationen bräuchte man eigentlich einen Coach, der den Kids beibringt, wie sie herausfordernde Situationen am besten meistern. Meine Vision wäre es, dass Kinder bereits in der Schule als Unterrichtsfach lernen, wie sie wertschätzend miteinander umgehen, ihre Bedürfnisse erkennen und ausdrücken können und sich nicht verbiegen, um anderen zu gefallen, sondern sich in Ruhe und mit ganz viel Offenheit selbst kennenlernen und herausfinden können, was alles in ihnen steckt.

Dann haben wir noch die Impfungen und ihre Trägerstoffe, die sie wirksam machen und leider toxisch für das Nervensystem sind. Das ist ebenfalls ein großer Stress fürs Nervensystem. Autismus und ADHS haben seit Einführung der Standardimpfungen zugenommen. Deshalb wäre es gut, regelmäßig zu entgiften.

Was ist mit den digitalen Medien? Wenn ich meine kleinen Kinder mal aus der Not heraus vor dem iPad parke, sind die kaum mehr ansprechbar.
Ja, das ist wie eine Trance. Die Kinder hocken davor, kriegen schwitzige Hände und oft gucken sie unkontrollierte Inhalte. Dann gibt es ja auch noch die Gaming-Welt mit Fortnite, wo es nur um Mord und Totschlag geht, oder Actionfilme, die selbst uns Erwachsene fertigmachen. Man darf ja nicht vergessen, dass das etwas mit einem macht. Die Spiegelneuronen in unserem Hirn werden angeregt und gaukeln einem vor, dass man das gerade selbst erlebt. Dabei hocken wir nur auf dem Sofa. Eigentlich müsste man sich bewegen und zumindest Sport machen, um die Stresshormone abzubauen, nur machen wir das natürlich nicht. So entsteht eine Disharmonie. Und am Ende werden die Kinder damit allein gelassen. In den seltensten Fällen wird der Inhalt der Filme und Spiele im gemeinsamen Gespräch auf eine kindgerechte Bewusstseinsebene gehoben, in der sie erkennen können, was okay ist und was nicht, beziehungsweise in der sie sich vielleicht sogar selbst eine andere, schönere Version dieser Geschichte ausdenken könnten.

Wie stärke ich das Immunsystem meines Kindes?
Es fängt mit den simplen Dingen an: Wir müssen uns an der frischen Luft bewegen, unser Nervensystem, die Lunge und auch der Darm brauchen Bewegung, davon haben die meisten Kinder inzwischen viel zu wenig und es kostet nichts. Der Kontakt zur Natur kommt den Kindern abhanden, wenn sie ein Großteil der Zeit in der Wohnung oder höchstens auf dem zuzementierten Schulhof verbringen. Das ungeplan-

te, unbeobachtete freie Spielen vor allem draußen mit anderen Kindern, so wie ich es noch aus meiner Kindheit kenne, ist so wichtig für die Entwicklung und die Nervenbalance unserer Kinder. Auch barfuß gehen, sich zu erden, da wir ja immer auf Gummisohlen laufen, gehört dazu (siehe dazu unser Kapitel zur Erdung).

Dann wäre Ernährung in Gemeinschaft gut, dann kann der Darm die guten Nährstoffe auch aufnehmen.

Ebenfalls sehr wichtig: gute Öle und Fette. Denn das kindliche Gehirn muss aufgebaut werden. Wenn das aus Frittenfett und Transfetten aus Pizza passiert, entsteht einfach mal B-Ware. Es muss frisches Leinöl und das gute Olivenöl sein, nicht das gestreckte Zeug, kein Rapsöl. Ein gutes Omega-3-Fisch-Öl, das ist wichtig für die Hirnentwicklung, wirkt aber auch antientzündlich und ist ein Baustein für die Zellmembranen und für die Mitochondrien, die Kraftwerke unserer Zellen. Viele Erwachsene geben ja mehr Geld für Motoröl aus als für sich selbst, das muss sich ändern, ein Ölwechsel wäre dringend nötig.

Dann brauchen wir natürlich Ballaststoffe; Körnerbrot und Saatenbrot wären vorteilhaft. Und wir trinken oft auch nicht genug. Und ich rede nicht von Softdrinks, die wir natürlich meiden sollten. Die meisten Kinder bestehen auf Wasser mit Kohlensäure, aber das übersäuert nur. Stilles Wasser mit ein paar Gurken- oder Limettenscheiben aufpeppen – das wäre mal ein gutes Ziel. Und klar: Süßigkeiten sollten die Ausnahme darstellen.

Gut. Das sind die Basics. Wie sieht es mit Mikronährstoffen aus?
Da würde ich auf natürliche Heilmittel zurückgreifen: Schwarzkümmelöl bei Heuschnupfen und Allergien, am besten ab Februar beginnen. Das hält auch Parasiten ab: Zecken und Mücken mögen keine ätherischen Öle, sehr praktisch. Wir hatten mal im Urlaub Omega-3 mit ätherischen Ölen wie Rosmarin, Nelke und Schwarzkümmelöl gemischt dabei und haben es täglich eingenommen. Das Ergebnis: Wir hatten keinen einzigen Mückenstich. Dann waren die Kapseln nur leider alle und ab da waren wir übersät mit Stichen. Wenn einen

Mücken besonders mögen, kann es übrigens auch an einem B-Vitamin-Mangel liegen.

Viele hochsensible Kinder (HSP – *highly sensitive people*) werden Giftstoffe nicht schnell los und ihr *brain* ist immer *on fire*. Ihr Thema ist, dass sie keinen Filter in der Wahrnehmung haben, sondern vielmehr einen Trichter. Emotionen werden nicht gefiltert, Geräusche auch nicht, der Alltag kann eine Herausforderung sein. Diese Hirnprozesse brauchen viele Mikronährstoffe wie Kupfer, Magnesium, Zink und B-Vitamine (vor allem Vitamin B6 und B12).

Dann gibt es ja auch noch diese Zappelphilippe. Kennen wir alle. Statt den Kindern das Medikament Ritalin zur Nervenstabilisierung zu geben, kann man pflanzliche Stoffe ins Spiel bringen. Safran hilft da laut einiger Studien richtig gut. Lavendelglobuli helfen auch zu beruhigen. Dann gibt es verschiedene Atemtechniken, die 4-6-8-Atmung, die bringe ich meinen kleinen Patienten immer bei, das finden die sogar richtig toll. Auch mit Ashwagandha (die Schlafbeere, *Withania somnifera*) habe ich sehr gute Erfahrungen gemacht. Wichtig ist, die Kinder auch zu ermächtigen, sich selbst zu helfen, indem wir ihnen dazu die richtigen Techniken an die Hand geben.

Ein Riesenthema sind ja auch Allergien. Oft wird da nur eine Chemieklatsche verschrieben. Welche Alternativen gibt es?

Quercetin ist ein sehr guter Wirkstoff bei Allergien, der natürlicherweise zum Beispiel in Zwiebeln vorkommt. Er beruhigt die Mastzellen, die ja die Immunantwort auf Gefahr geben und so die Histaminausschüttung triggern. Aber auch das Schwarzkümmelöl ist sehr gut in diesem Fall, einfach anzuwenden und kostengünstig. Einfach morgens und abends einen TL schlucken oder unter das Essen mischen.

Ansonsten würde ich immer versuchen, das Immunsystem zu stärken. Ist der Darm gesund, gibt es auch weniger immunologische Probleme. Da kann man zum Beispiel mit guten Bakterien arbeiten: Sauerkraut, Kombucha, Brottrunk, Fermentiertes, süß-sauer Eingelegtes. Früher sind Lebensmittel so haltbar gemacht worden. Alternativ kann man gute Darmbakterien auch als Pulver oder Tinktur mit reinrühren. Wenn es wirklich Probleme gibt, empfehle ich, einen Stuhltest durchzuführen, um konkret festzustellen, welche Bakterien fehlen und welche Verstärkung bräuchten.

Hast du noch einen Tipp für gestresste Mütter, die Sorgen haben, alles falsch zu machen, während sie sich einen abstrampeln, um alles richtig zu machen?

Ja, es fängt bei scheinbar kleinen Dingen an: Es wichtig ist, dass wir Mütter möglichst gelassen und vor allem präsent mit den Kindern umgehen. Unsere Kinder spüren genau, ob sich jemand für sie interessiert und ihnen die volle Aufmerksamkeit schenkt oder abgelenkt ist und zum Beispiel am Smartphone herumwischt. Körperkontakt wird ebenfalls häufig unterschätzt: Was Kinder total lieben, sind Bäder und Fußbäder, zum Beispiel mit Salz und ätherischen Ölen wie Lavendel, Zitrone oder Orange (alles bio, natürlich) oder als Basenbäder. Das bringt einen ganz schnell in eine schöne Entspannung und ist ein superschönes Ritual, erst recht, wenn man ihnen zum Schluss noch die Füße abtrocknet und diese ein bisschen massiert. Körperkontakt ist so wichtig: zum einen zwischen den Eltern und dem Kind, kuscheln, massieren usw., und auch für das Kind selbst, um sich zu spüren, mit sich selbst in Kontakt zu sein. Ein weiterer wichtiger Punkt, der unsere Kinder stresst, sind »Glaubenssätze«, die bereits in der frühen Lebensphase geprägt werden: »Du kannst das nicht«, »Das kannst du noch nicht«, »Dafür bist du noch zu klein«, »Du musst angepasst sein, damit du dazugehörst, sonst wirst du nicht geliebt« und so weiter. Wir sollten den Kindern mehr zutrauen. Sonst werden Urängste geschürt. Auch Kinder sind machtvoll.

STRESSFAKTOR SCHULE: HALLO LESESCHWÄCHE!

Wenn du Mutter wirst, ist eins gewiss: Du weißt nie, was als Nächstes um die Ecke kommt. Hast du die Babynummer endlich raus, hast du plötzlich ein Kleinkind. Läuft es mit dem Kindergarten rund, musst du schon in die Schule, und wenn du keinen Vorzeigestreber abbekommen hast, weißt du nicht mehr, wo oben und unten ist. Ein schönes Beispiel waren jetzt kürzlich die Leseschwierigkeiten einer unserer Töchter. Ich war mir ziemlich sicher, dass sie sich in der Schule langweilen würde. Deshalb haben wir nicht schon im Kindergarten angefangen, ihr lesen, Stochastik und etwas Astrophysik beizubringen. Leider stellte sich heraus, dass lesen irgendwie ein ähnliches Hindernis werden sollte wie der Wassergraben für unerfahrene Turnierreiter. Sie wollte einfach nicht, wehrte sich mit Händen und Füßen gegen das Üben, und ich fühlte mich genötigt, immer strenger zu werden. Irgendwann war ich mit den Nerven am Ende. Ist ja keine Kleinigkeit, die Nummer. Ohne lesen geht's nicht. Und jeder, der Jan Hartmann in GZSZ in seiner Rolle als Fahrradkurier und Analphabet gesehen hat, fragt sich immer noch, wie er jemals Briefe und Pakete austeilen konnte. Vor lauter Stress machte auch mein Körper dicht, und so lag ich zufällig bei Physio- und Manualtherapeut Henning Krüger auf der Liege, als der Zufall seinen Compagnon Dr. Paul ins Behandlungszimmer spülte. »Das könnte was für mich sein«, sagte er, Orthopäde und ebenfalls Osteopath, nur und drückte mir ein paar Zettel in die Hand. Und was ich da las, ließ mich aufhorchen: Kinder, die nicht lesen wollen, weil es ihnen schwerfällt, haben häufig Blockaden im Bereich der oberen Halswirbelsäule. Und die sind der Grund dafür, dass sie das gelesene Wort nicht richtig erfassen können und oft in der Zeile verrutschen. Das passte ziemlich gut zu meiner Tochter, die immer sagte: »Ich krieg das Wort nicht raus, Mama!« und »Wo sind wir denn?«.

Was unsere Augen so machen, wenn wir ein Wort erfassen, ist ziemlich spannend. Sie springen nämlich hin und her, und zwar von einem Fixationspunkt zum nächsten. Diese Blicksprünge nennt man »Sakkaden«. Es sind die Millisekunden, in denen wir nichts lesen, sondern nur die Augen zum nächsten Blickfixpunkt bewegen. In der dazwischenliegenden Phase, in der unsere Augen sich nicht bewegen, nehmen wir dann das Wort oder einen Teil davon auf und schicken ihn an die Sehrinde des Großhirns. So erfassen wir ganze Sätze. Nur bei Kindern mit Leseschwäche sind diese Blicksprünge gestört, mal zu klein, mal zu groß. Denn der Trick beim Lesen ist, dass unser Blick so ziemlich in die Mitte des zu lesenden Wortes zielt. Die Augen von Legasthenie-Kindern dagegen überspringen die Wörter komplett und versuchen, sie aus dem Kontext zu erschließen. Klappt natürlich meistens nicht und führt zu Frust! Und bei Kindern, bei denen der Körper in Disbalance ist, funktioniert es eben auch nicht.

»Wenn Sie das Wort Wassergraben lesen, dann begreifen Sie das in den Abschnitten WASS, ERGR und ABEN. Das ist nicht logisch, das sind auch keine Silben, aber in der Reihenfolge macht's das Auge normalerweise. Und wenn Sie das nicht hinbekommen, dann sitzen Sie ewig davor und haben irgendwann keine Lust mehr«, erklärte mir Dr. Paul. Ich war fasziniert. »Im Umkehrschluss heißt das dann: Kinder mit Leseschwierigkeiten haben nicht zu wenig geübt, sondern Probleme mit den Sakkadensprüngen, aber niemand weiß das?« Und jetzt war ich geschockt. Selbst jetzt noch. Ich kannte nur Kinder mit Nachhilfelehrern und das erschien mir auf einen Schlag völlig kontraproduktiv.

Und die Blockaden verursachen noch mehr Probleme: Der Thalamus, eine Art zentrale Relaisstation für fast alle sensorischen Informationen, die vom Körper zum Gehirn gelangen, hat eigentlich eine Filterfunktion. Liegt aber eine Kopfgelenkblockierung, also eine unterschiedliche Spannung der kleinen Nackenmuskeln, vor, macht der Gute eher einen auf Trichter. Sprich: Er sortiert nicht aus, sondern lässt zu viele Sinneseindrücke ins Kind. Es werden einfach zu viele Infos und sensorische Einflüsse an die Großhirnrinde weitergeleitet. Das macht Konzentration quasi fast unmöglich. Stichwort: Reizüberflutung.

Dr. Paul drückte und schob an Becken, Kopf und Beinen meiner Tochter herum. »Außerdem gibt es spezielle Computerprogramme, um die Sakkadensprünge zu trainieren. Damit holen diese Kinder ganz schnell auf und werden manchmal zu richtigen Leseratten. Mit dem normalen Üben werden Sie nicht so viel erreichen.«

Was mir in der Zeit nach den ersten Behandlungen auffiel: Hausaufgaben gingen irgendwie leichter von der Hand, das Lesenüben kam mir auch flüssiger vor, aber ich traute mich nicht, mich zu früh zu freuen. Was mir aber nicht mehr aus dem Kopf ging: Wieso weiß denn niemand, dass alle möglichen Formen der Lese-Rechtschreib-Schwäche durchaus ein osteopathisches Problem sein können? Wüssten das nur mehr Eltern, wir könnten alle besser schlafen und hätten bessere Nerven! Deshalb gibt es diesen Kasten! Sollte dieser Text Sie angesprochen haben und Sie haben auch so einen Lesemuffel daheim – machen Sie was draus! Schicken Sie Ihr Kind mal auf die Liege eines Profis. Ich sage Ihnen: Es gibt doch kaum etwas Entspannenderes für Eltern als Schulstress, der sich in nichts auflöst!

ZUSAMMENFASSUNG

- Für Stress bei Kindern gibt es verschiedene Indikatoren: unruhiges Bewegen, unkoordiniertes Herumzappeln, nicht stillsitzen können, nesteln, Fingernägel kauen, Haarsträhnen drehen, nervös auf dem Stuhl herumrutschen. Bei Jugendlichen zudem veränderter Schweißgeruch, schwitzige Handinnenflächen, Zähneknirschen, Zähnezusammenbeißen, kantiges Gesicht durch die muskuläre Anspannung der Kaumuskulatur.

- Wenn Kinder (digitale) Medien konsumieren, müssten sie zum Stressabbau Sport machen, tun dies aber nicht.
- Unsere Kinder sind durchgetaktet, der Hobbystress kommt noch dazu.
- Weitere Stressoren: Fast Food und Essen to go, Billigwaren mit Transfetten, Konservierungs- und Farbstoffen.
- Umweltgifte aus Verpackungen, Spielzeug und Brotdosen, außerdem Fruchtzucker können den Stoffwechsel und die Hormone durcheinanderbringen.
- Zu viel Fruchtzucker kann – auch bei Kindern! – zu einer nicht alkoholischen Fettleber führen.
- Impfungen und deren Trägerstoffe sind leider toxisch für das Nervensystem. Regelmäßige Entgiftung kann helfen.
- Stärkung des kindlichen Immunsystems fängt simpel an: Bewegung an der frischen Luft, Kontakt zur Natur, freies Spiel, barfuß gehen, um sich zu erden, essen in Gemeinschaft.
- Ebenfalls wichtig: gute Öle und Fette, frisches Leinöl, Schweinefleisch und Fruchtzucker meiden. Auf Ballaststoffe achten, ausreichend stilles Wasser trinken, Süßigkeiten nur in Ausnahmefällen.
- Viele hochsensible Kinder werden Giftstoffe nicht schnell los. Ihnen helfen Mikronährstoffe wie Kupfer, Magnesium, Zink und B-Vitamine.
- »Zappelphilippe« können Ruhe mithilfe pflanzlicher Stoffe finden: Safran, Lavendel-Globuli, Ashwaganda. Spezielle Atemtechniken helfen auch zu beruhigen.
- Quercetin und Schwarzkümmelöl sind sehr gute Wirkstoffe bei Allergien.
- Wir Mütter sollten möglichst gelassen und vor allem präsent mit den Kindern umgehen (kein Handy, auch wenn es schwerfällt).
- Körperkontakt als Unterstützung zur Entstressung wird häufig unterschätzt. Baden, Fußbäder, massieren, kuscheln helfen.

(V) STRESS UND INTERMITTIERENDES FASTEN

ECHTE GESCHLECHTER-UNGERECHTIGKEIT

Vor ein paar Jahren kam der Trend auf, morgens nicht zu frühstücken. Stand plötzlich in jeder Frauenzeitschrift. TV-Magazine berichteten darüber. Die BILD schrieb lange Artikel dazu mit Ernährungsexperten, die diese Art Scheinfasten als neueste Errungenschaft der Wissenschaft anpriesen. Und ich dachte mir: »Alte Kiste! Mach ich seit meiner Kindheit so!« Die hatten auf die ganze Sache einfach ein neues Etikett draufgeklebt: intermittierendes Fasten, Intervallfasten oder 16:8 hieß das jetzt. Das bedeutet: 16 Stunden nichts essen, acht Stunden reinhauen. Gut, so war das nicht gedacht. Aber mit der Angst im Nacken, bald nichts mehr essen zu dürfen, spachtelten die meisten in der Zeit, in der es erlaubt war, viel mehr rein, als sie es sonst ohne diese Einschränkung getan hätten.

Wie auch immer. Für viele Frauen funktionierte der Trend: Die Pfunde purzelten – zuerst. Bald kamen aber entweder der alte Schlendrian zurück und das Tierchen namens innerer Schweinehund auf den Plan oder die Erfolge ließen einfach nach. Stattdessen kamen komische Nebenwirkungen dazu: Das Gewicht ging wieder rauf. Die Regel wurde unregelmäßig. PMS, Schilddrüsenprobleme tauchten plötzlich auf. Eine seltsame Müdigkeit stellte sich ein, gepaart mit schlechter Laune. Die Perimenopause und Wechseljahre machten sich noch mehr bemerkbar. Der Heißhunger am Nachmittag wurde stärker und stärker und damit die Mengen an Zucker, die man plötzlich brauchte, um durchzuhalten, und so weiter.

Bei Männern schien das anders zu sein. Wenn sie an dem neuen Essensrhythmus festhielten, klappte es weiter mit dem Wunschgewicht und der Energie. Was war da also los? Gleich mehr dazu.

Aber erst mal zurück zu mir. Wie gesagt: In der Schulzeit war Frühstück nicht meine liebste Mahlzeit. Das hätte mich ein paar Minuten meines unbezahlbar wertvollen Schlafes gekostet. Dann lieber abwarten bis zur großen Pause um 10 Uhr – oder noch besser, bis zum Mittagessen! Damit war ich noch viel besser als alle Intervallfaster. Vom Abendessen bis zum nächsten Lunch waren es gut 18 Stunden Abstand! In meinem jugendlichen Alter machte das überhaupt keine Probleme. (Anna berichtet von ähnlichen Erfahrungen.) Müde war ich morgens sowieso. Und dass der Magen knurrte, fand ich irgendwie sexy. Schon damals war Dünnsein *das* Schönheitsideal, dem man mit jeder Stunde Hungern einen Schritt näher kam. An alle Mädels: bitte nicht nachmachen! Das ist wirklich Quatsch, und Sie sehen beziehungsweise lesen gleich, warum.

Nach meinem Studium, in den ersten Jahren in Zeitungsredaktionen, merkte ich mehr und mehr, dass morgens etwas zu essen seine Vorteile hat. Gähnen und Ahnungslos-dusselig-in-die-Luft-Starren kam in 10-Uhr-Konferenzen gar nicht gut an. Da raunzte einen der Chefredakteur schnell mal an, ob man in der Runde nicht auch was beizutragen hätte. Ich saß um die Uhrzeit auch gern mal in langweiligen Lokalpolitik-Pressekonferenzen oder musste Leute auf der Straße befragen – mein Lieblingsjob. *Not.* Das alles ging mit Energie im Blut und vor allem im Kopf besser als ohne. Und ohne genau zu wissen, warum, begann in dieser Zeit meine Begeisterung fürs Frühstück. Ich kaufte mir im Bioladen tolles Brot, parkte Butter und irgendwas für obendrauf im Gemeinschaftskühlschrank im jeweiligen Ressort, in dem ich gerade war, und aß das genüsslich, während ich an meinem Schreibtisch Themen zusammensuchte.

Heute predige ich bei jedem Onlineseminar, das ich zum Thema Hashimoto gebe, und in jedem Vortrag, den ich halte: »Mädels, ihr müsst innerhalb der ersten Stunde nach dem Aufstehen etwas essen! Und wenn überhaupt Kaffee mit Koffein, dann erst danach!« Zwei unterschiedliche Sachen. Aber ich erkläre beide gern. Zunächst zum Kaffee: Wenn wir morgens auf leeren Magen Kaffee trinken, dann ist das purer Stress für den Körper. Unsere Stresshormone Cortisol und Adrenalin werden ausgeschüttet, der Blutzuckerspiegel steigt. Wir fangen an zu zittern, rutschen für den Rest des Tages in eine Heißhunger-auf-Süßes-Dauerschleife, um das Blutzucker-Auf-und-Ab wieder einzufangen. Deshalb: lieber erst frühstücken, dann Käffchen. Und wer Annas und meine Bücher kennt, weiß: Wir empfehlen sowieso immer biologisch angebauten und mit Wasserdampf entkoffeinierten Kaffee. Immer. Nicht nur morgens.

Zurück zum Thema! Der erste erschreckende Fakt zu den vielen Erfolgsmeldungen zum Intervallfasten: Die meisten Studien dazu wurden nur mit Männern durchgeführt! Was übrigens bis vor ein paar Jahren auch bei den meisten Medikamenten gang und gäbe war ... Kein Witz! Die Wissenschaftler schlossen also von den erfolgreichen Ergebnissen der 16:8-Methode ohne weitere Überprüfung von Männlein auf Weiblein. Irre. Und hier kommt die Erklärung, warum das eben nicht funktioniert: Wir Frauen unterliegen einem (meist) 28 bis 30 Tage dauernden Hormonzyklus, der direkt mit der Energiezufuhr verbunden ist, also mit Essen. Wissenschaftlicher ausgedrückt: Die Hypothalamus-Hypophysen-Gonaden-Achse (die heißt wirklich so!) hat etwas damit zu tun. Fasten kann die Produktion von Östrogen und Progesteron senken. Das führt zu unregelmäßigen Zyklen, Haarausfall, weiteren hormonellen Disbalancen und langfristig sogar zu Herzproblemen.

Zudem hat Stress eine große Auswirkung auf die Hormone. Merke ich, wenn in meinem Leben richtig, richtig was los ist. Dann verschieben sich meine Tage immer nach hinten im Kalender oder sind plötzlich kürzer als sonst. Durch die stundenlange Fasterei erhöht sich – wie bei meinem Stress – der Cortisol- und Adrenalinspiegel, was zusätzlich die weiblichen Geschlechtshormone belastet. Der Körper wird in eine Art Notzustand versetzt, wodurch weibliche Fruchtbarkeitsprozesse beeinträchtigt werden können. Warum auch ein Kind austragen, wenn nichts zu essen da ist? So denkt die Natur.

Eine kleine Studie aus Skandinavien brachte Athletinnen und Intervallfasten zusammen. Das Ergebnis: Die Sportlerinnen, die nicht mehr regelmäßig ihre Tage bekommen haben, hatten gleichzeitig niedrige Schilddrüsenwerte (fT3), hohes Cortisol und niedriges Östrogen. Diese drei Werte könnte man zusammengenommen mit einem Wort bezeichnen: Stress. Und das waren auch die Frauen, so schlussfolgern die Wissenschaftler, die über den Tag verteilt lange Phasen ohne die nötige Energie aus Essen verbracht haben: gestresst. Sie hatten also bewusst oder unbewusst intervallgefastet!

Mal ganz davon abgesehen, dass die Gefahr, an einer Essstörung zu erkranken, gerade für junge Mädchen und Frauen steigt, wenn man jeden Tag so penibel auf das Thema »Wann darf ich was essen und wann nicht« achtet. Und das sind, so das Robert Koch-Institut (Stand 03/2024), schon jetzt unglaubliche 33,6 Prozent der 14- bis 17-Jährigen!

Wir fassen zusammen: Lange Hungerphasen stressen den weiblichen Körper so, dass das Hormonsystem durcheinandergerät, die Fruchtbarkeit leidet und der Stress noch mehr steigt. Jetzt kommt das große Aber …

Eine Pause von zwölf Stunden zwischen Abendessen und Frühstück ist hingegen eine sehr gute Sache. Nicht länger! Denn diese Zeit reicht schon aus, um die positiven Folgen des Minifastens zu spüren, ohne sich die oben genannten negativen einzuhandeln.

Also … Diese Essenspause bietet dem Körper die Möglichkeit, sich zu regenerieren, den Blutzuckerspiegel zu stabilisieren, den Darm und die Leber zu reinigen, die Hormonbalance zu optimieren und Entzündungen zu heilen. Das fördert nicht nur die allgemeine Gesundheit, sondern kann auch das Risiko für chronische Erkrankungen senken. Außerdem – so auch meine eigene Beobachtung – wird die Haut schöner, ich zumindest schlafe besser. Und jetzt kommt's: Nach etwa zehn

Stunden ohne Nahrung aktiviert der Körper die sogenannte Autophagie, einen Prozess, bei dem alte oder beschädigte Zellbestandteile abgebaut und recycelt werden. Das schützt nicht nur vor Krankheiten, sondern auch vorm Altern! Botox ade, dank »Bye-bye Chips« auf dem Sofa.

Und ich habe noch einen Knaller, oder besser gesagt zwei: Wenn man nach dem Dinner nichts mehr nascht, werden nachts verstärkt Wachstumshormone ausgeschüttet. Diese sind wichtig für Zellreparatur, Fettab- und Muskelaufbau. Abnehmen im Schlaf – einfacher geht's nicht! Zusätzlich werden die Hormone für Hunger (Ghrelin) und Sättigung (Leptin) reguliert, was ein gesünderes Essverhalten fördert. Sie essen einfach nur noch, wenn Sie Hunger haben, und spüren, wenn Sie satt sind. Und zwar rechtzeitig.

Schmackhafter kann ich Ihnen die Kurz-Fasterei im Schlaf jetzt aber auch nicht mehr machen. Wichtig ist natürlich, dass Sie bei den drei Mahlzeiten über den Tag viele Ballaststoffe aus Gemüse zu sich nehmen, genügend Eiweiß (mindestens 30 Gramm je Essen) aus Fleisch, Fisch, Hülsenfrüchten und (komplexe) Kohlenhydraten. Bitte nicht hungern, sonst tritt wieder der oben beschriebene Notfallplan in Kraft. So halten Sie die nächtliche Pause nicht durch und finden sich im Mondschein am Kühlschrank oder an der Süßigkeitenschublade ein.

Übrigens: Wenn Sie morgens, nachdem Sie zwölf Stunden nichts gegessen haben, keinen Hunger verspüren oder sogar eine Abneigung dagegen, dann sind Sie entweder schwanger (herzlichen Glückwunsch!) oder Sie sind auf dem besten Weg zu einer Nebennierenschwäche. Hierbei geben die kleinen Kappen, die auf den Nieren sitzen und die für unsere Stress- und damit Antriebshormone zuständig sind, nach und nach auf. Langfristig führt das zu einer absoluten Erschöpfung. Sie spüren es aber schon früher an Symptomen wie kein Bock auf *Breakfast at Tiffany's* – oder an Ihrem eigenen Küchentisch.

Wie Sie auf den letzten Seiten gelernt haben, hatte Oma mal wieder recht, wenn sie sagte: »Morgens essen wie ein Kaiser, mittags wie ein König und abends wie ein Bettler.« Ich füge noch hinzu: … und nachts zwölf Stunden lang gar nicht!

Zusammenfassung

- Intermittierendes Fasten, 16:8 oder auch Intervallfasten kann bei Männern zu Gewichtsabnahme und einer Verbesserung der Insulinsensitivität der Zellen führen.
- Bei Frauen können die Folgen dieser Art der Ernährung unter anderem Schilddrüsenprobleme, PMS, ein unregelmäßiger Zyklus, Haut- und verstärkte Wechseljahresbeschwerden sein. Das liegt am sensiblen Hormonsystem und dem Zyklus von Frauen, die beide durch den Stress, den die lange Fastenphase auslöst, durcheinandergeraten.
- Die meisten Studien zum intermittierenden Fasten wurden an Männern durchgeführt, trotzdem halten es viele Ärzte fälschlicherweise auch für Frauen geeignet.
- Eine Fastenphase von zehn bis höchstens zwölf Stunden zwischen Abendessen und Frühstück bietet dem Körper hingegen die Möglichkeit, sich zu regenerieren und zu entgiften, den Blutzuckerspiegel zu stabilisieren, den Darm zu reinigen und die Hormonbalance zu optimieren. Und sie senkt das Risiko für chronische Erkrankungen.

(A) STRESS UND ERNÄHRUNG

WAS ESSEN, WENN'S BRENNT?

Mit dem Stress ist das so eine Sache. Wenn wir richtig tief drinstecken, essen wir ja meistens nur Mist. Oder greifen Sie dann gerne mal zum Salat oder schnibbeln schnell eine Gemüsepfanne? Ich bin da leider auch keine Ausnahme! Das Verrückte ist nur: Durch Schoki & Co, unser angebliches Soulfood, erhöhen wir den Stresspegel leider sogar noch, da wir für Blutzuckerschwankungen und Heißhungerattacken sorgen. Eine bittere Erkenntnis, weil so kontraproduktiv.

Verrückterweise hatte ich neulich zwei sehr gegensätzliche Tage, die mir mal wieder vor Augen führten, wie man es besser nicht machen sollte (Tag 1) oder wie es auch gehen kann (Tag 2). Der erste Tag war ein sehr montagiger Dienstag: Ich hatte wenig geschlafen, weil meine kleinste Tochter wegen Monsteralbträumen die halbe Nacht auf mir drauflag und die Decke für sich beanspruchte, und ich hatte meinem Teenie versprochen, dass wir vor der Schule frühstücken gehen, weil er erst zur dritten Stunde antreten musste. Da im ländlichen Ost-Holstein gesundes und kulinarisch spannendes Frühstück nicht gerade die Spezialität ist, landeten wir in einer (immerhin Bio-)Bäckerei. Aber auch dort gab es nur Croissants und Franzbrötchen zu Milchkaffee und Kakao. Wir hatten eine gute Zeit und wunderbare Gespräche. Und nachdem ich meine Große an der Schule abgesetzt hatte, dachte ich, ich schlafe an der Ampel ein – so hart schlug der Weizen-Zucker-Hammer zu. Den Rest des Tages wollte ich nur noch Schokolade, am liebsten noch mehr Weizen und vergriff mich sogar an ein, zwei Kinderriegeln meiner Kinder, die ich eigentlich nie esse, geschweige denn kaufe. Ich schleppte mich durch den Tag, bis es endlich Zeit war, ins Bett zu gehen. *Thank God.* Da ging einfach nichts mehr.

Tag 2 startete eher zufällig mit spontan pochierten Eiern von meinem Mann, dazu Buchweizenknäckebrot und ein entkoffeinierter Kaffee mit Zimt, Kakao und etwas Salz gegen die Dehydrierung. Danach war ich extrem gut drauf und hatte über Stunden ein angenehmes Sättigungsgefühl. Ich brauchte einfach: nichts. Ich trank nur zur oralen Beschäftigung Basenkräutertee, konnte ja nicht schaden. Ich schaffte alles, ich summte sogar zwischendurch mal vor mich hin. Mittags machte mein Mann auf Wunsch der Kinder gefüllte Paprika mit etwas Hack und Spitzkohl. Ich schrieb schon das nächste Kapitel. Abends gab's ein sehr gesundes Kichererbsencurry, das geschmacklich nicht der Wahnsinn war, der Thermomix hatte es zusammengekocht. Aber ich hatte immer noch Energie und Geduld für meine Kinder. Und was fällt uns auf? Tag 2 war ziemlich proteinreich, zuckerfrei, Weizen ein No-Go, Kuhmilch sowieso (aber die nehme ich seit Jahrzehnten nicht mehr zu mir mit Ausnahme eines Cappuccinos so dann und wann, wenn es keine Alternativen gibt), und der Kaffee war ums Koffein kastriert. An Tag 2 war ich ein anderer Mensch. Definitiv fitter, schneller, produktiver und cooler. Mein Teenie würde sagen: Tag 2 hatte auf jeden Fall mehr *glow up*.

Zeit, jemanden zu fragen, der sich damit noch besser auskennt, wie zum Beispiel Ernährungsprofi, Autorin und Heilpraktikerin Kyra Kaufmann, um es in Zukunft noch besser zu machen.

Was passiert, wenn wir uns falsch ernähren? Besonders im Stress?
Bei Stress sollten wir ganz bewusst anders essen. Unser Gehirn trickst uns nämlich aus. Und man muss eins wissen: Unser Zentralcomputer ist ganz gemein. Der programmiert uns auf Süßes für den Serotonin-

kick, damit wir Glückshormone bilden. Schokolade, Kekse, manche mögen es auch gerne fettig. Und das ist genau das, was wir nicht brauchen können. Den Stress kann man ja nicht immer abstellen, wenn uns Elternabende, Deadlines und Vorgesetzte in die Mangel nehmen, aber wir müssten schon so essen, dass unsere Organe, die uns durch die Stressphase hindurchtragen, optimal versorgt sind. Ich denke da insbesondere an die Schilddrüse und die Nebennieren: Die Schilddrüse reagiert ja sofort bei Stress. Deshalb sind Menschen mit Hashimoto und Schilddrüsenunterfunktion noch viel anfälliger als alle anderen und landen noch schneller im kompletten Burn-out oder in der Depression.

Und man darf eins nicht vergessen: Der Säbelzahntiger, vor dem wir eigentlich abhauen wollen, hat heute ein neues Gewand. Es ist der Chef, es sind die Kinder, es ist der Zeitdruck. Mütter stehen besonders unter Druck heutzutage. Wir sind evolutionär super ausgelegt für kurzen Stress, die kurze Tigerbegegnung, aber nach der Flucht muss dann Schluss sein. Nur bei uns geht es immer weiter, wir haben zu wenig Entspannung.

Was können wir tun, um uns ernährungstechnisch zu unterstützen?
Von der Ernährungsseite sollten wir uns überlegen: Was brauchen die Organe am meisten, die in Stressphasen am meisten ackern müssen? Das sind die Schilddrüse und die Nebennieren. Die Schilddrüse benötigt Jod, Tyrosin, Vitamin D und Selen. Nur: Das sind Dinge, die wir generell kaum zu uns nehmen und in Stressphasen noch weniger. Denn wir essen dann total proteinarm. Wir mischen uns keinen Eiweiß-Shake, braten uns kein Steak. Wir greifen lieber zu Schokolade, Kuchen und Chips, da wir gar keinen Jieper auf Proteine haben. Insofern läuft unser Körper leider konzeptionell völlig falsch. Wir bräuchten eigentlich das Signal, dass wir mit Eiweiß gegensteuern sollten. Die Aminosäure Tyrosin hilft neben der Schilddrüse auch den Nebennieren. Dann noch etwas Jod dazu, dann geht es der Schilddrüse gleich besser, weil sie nun besser Schilddrüsenhormone produzieren kann. Kombinieren wir Tyrosin hingegen mit Vitamin B6, macht das Dopamin, geben wir

noch eine Prise Kupfer und Vitamin C hinzu, erhalten wir Noradrenalin und Adrenalin, damit wir aus dem Quark kommen, das Herz arbeitet und der Blutdruck hochgeht. Besonders Hashimoto-Patientinnen hat man jahrelang erzählt, sie sollen bloß kein Jod zu sich nehmen. Da gab es aber vor langer Zeit einen Paradigmenwechsel, den nur leider die wenigsten mitbekommen haben. Denn auch Frauen mit Hashimoto brauchen Jod (außer im akuten Schub, dann besser verzichten!). Sonst baut sich die Schilddrüse immer weiter ab, das ist wie ein Schrumpfungsprozess. Und die Brust braucht auch zur Regulation Jod, sonst droht langfristig Brustkrebs.

Was sollten wir essen?

Wenn wir schon mittendrin sind im Stress, dann brauchen wir einfach generell mehr – von allen Mikronährstoffen. In der Phase, in der der Stress zwar hoch ist, aber sich noch gut anfühlt, auch Eustress genannt, ist der Bedarf des Körpers an allen Mikronährstoffen bereits erhöht. In dieser Phase powern wir und fühlen uns euphorisch. Wir sind im Flow. Gesundes Essen kann dann schon mal zur Nebensache werden. Der Körper ist allerdings die ganze Zeit bereits im Hochleistungsmodus unterwegs. Das erfordert eine optimale Mikronährstoffversorgung, um das Tempo auch durchhalten zu können.

Spätestens dann, wenn das Ganze in Distress umschlägt, brauchen wir vor allem ganz besonders viele Aminosäuren, die uns unbeschadet durch diese Phase bringen. Aminosäuren sind die Hauptbausteine für Hormone und Neurotransmitter, die der Körper bei Stress vermehrt benötigt. Aminosäuren bekommen wir in adäquaten Mengen in erster Linie über Proteine, also Fleisch, Fisch und Milchprodukte sowie Hülsenfrüchte. Diese sollten wir in Stressphasen möglichst täglich mehrfach zuführen.

Wenn wir uns wieder erholen wollen, sind auch wieder Vitamin C und Magnesium wichtig, denn ohne sie können sich die Nebennieren nicht wieder beruhigen. An den richtigen Mengen zur richtigen Zeit hängt viel. In Stressphasen empfehle ich – bis zur Durchfallgrenze –

1–3 Gramm Vitamin C über den Tag verteilt. Das kriegt man schlecht über O-Saft hin, also besser direkt Mikronährstoffe über den Tag verteilt schlucken. Da man Vitamin C nicht speichern kann, verpufft seine Wirkung ziemlich schnell. Deshalb unbedingt ganz regelmäßig nehmen. Ganz wichtig für die Nebennieren ist zudem das Spurenelement Chrom. Das können wir über Fleisch, Fisch, Eier und ein bisschen Haferflocken zu uns nehmen. Einziger Haken: Je mehr Stress wir haben, desto mehr verbrauchen wir und kommen schnell in Defizite. In längeren und sich wiederholenden Stressphasen macht es schon Sinn, etwas Geld in die Hand zunehmen für eine gute Laboranalytik. Ich empfehle immer, zumindest ein Aminogramm zu machen und zu gucken, ob alle notwendigen Aminosäuren vorhanden sind. Habe ich genug Tryptophan, Phenylalanin, Tyrosin und Arginin? Sonst funktionieren wir nämlich einfach nicht. Und mit den fehlenden Aminosäuren dann gegenzusteuern, das ist meine erste Maßnahme. Selbstverständlich sind auch andere Vitamine wie zum Beispiel Vitamin B12 und Vitamin D und Mineralien wie Kalium ebenfalls wichtig.

Was sind No-Gos?

Wenn man powern und Termine abarbeiten muss, geht das Weizenbrötchen natürlich gar nicht. Da wird einem die Energie genommen, der Blutzucker geht hoch auf 180 und rauscht kurz danach auf 70 runter und wir haben gleich wieder Hunger und wollen nur Süßes. Deswegen Finger weg von billigen Backketten, in denen es nur Weizen mit E-Stoffen gibt. Selbst wenn man keine Zöliakie hat, sind viele Menschen sensitiv und bekommen ganz schnell Probleme.

Ebenfalls ein großes Problem: Koffein nach 12 Uhr. Das ist keine gute Idee, denn bei vielen Menschen baut sich das Koffein genetisch bedingt sehr langsam ab. Maximal zwei Tassen Grüntee oder Matcha rate ich immer. Und ab Nachmittag gar kein Koffein mehr, dann lieber Kräutertee trinken.

Sogar Schokoladeneis kann leicht koffeinhaltig wirken. Schokolade hat eben leider auch Nachteile. Selbst in dunkler Schokolade sind pro

100 Gramm 50 mg reines Koffein. Auch eine halbe Tafel hat so viel wie eine Tasse grüner Tee. Und so können auch eigentlich gesunde Lebensmittel aufputschen und die Nebennieren belasten.

Wie kann ich mir auf die Schnelle etwas Gutes tun?
Nüsse sind schön chromhaltig. Bitte ungesalzen, wenn es geht. Das gilt für alle außer Paranüsse, die sind sehr Omega-6-fettlastig und daher entzündungsfördernd. Am besten greifen wir zu Walnüssen, Cashews oder Pistazien. Super wäre auch ein Eiweißshake als Start in den Tag auf Basis von Molke, Erbsen oder Süßlupinen.

Ich selbst mische mir immer gerne eine Tryptophanbombe, die lässt mich super schlafen. Dann fühlt man sich morgens nicht so, als hätte einen ein Bus überrollt: Dafür nehmen wir eine Mandelmilch, Cashewkerne, etwas Honig und Rohkakao. Im Prinzip knüpft das an den Trick von Oma von früher an: die heiße Milch mit Honig. Und schon können wir besser das Schlafhormon Melatonin bilden und uns im Tiefschlaf wirklich erholen.

Der Schlummertrunk für fabelhaften Schlaf

- 200 ml Biomilch oder alternativ Mandelmilch (ungesüßt)
- 1 TL Honig
- 2 EL Cashewkerne, gehackt (voller Tryptophan)
- 1 EL Rohkakao

Alles in den Mixer, danach erwärmen und circa eine Stunde vor dem Schlafengehen genießen. Honig erhöht die Tryptophanaufnahme.

Zusammenfassung

- Bei Stress wollen wir süß und fettig essen, besser wäre stark proteinlastig.
- Wichtig ist, die Nebennieren und die Schilddrüse zu unterstützen.
- Jod, Tyrosin, Vitamin B und D und Selen sind essenziell, um uns durch Stressphasen zu bringen.
- Jod ist wichtig, um die Brustgesundheit zu unterstützen; auch Hashimoto-Patientinnen sollten Jod nehmen, allerdings nicht während eines akuten Schubs.
- Tipp im akuten Stress: 1–3 Gramm Vitamin C bis zur Durchfallgrenze einnehmen. Mehr Power bekommen wir auch durch Nüsse wie Walnüsse, Cashews oder Pistazien oder durch einen Eiweißshake.
- Auch Chrom hilft uns im Stress, kann man gut über Fisch, Fleisch, Eier und Nüsse einnehmen.
- No-Gos im Stress: Billige Backwaren mit miesem Gluten, Kaffee nach 12.00 Uhr, insgesamt maximal nur zwei Tassen am Tag; Schokoladeneis kann auch aufputschen, hat nämlich auch Koffein.

(V) STRESS UND ADAPTOGENE
DIE KLEINEN HELFER GEGEN ANSPANNUNG

Ashwagandha, *Rhodiola rosea* oder Tulsi – was sich anhört wie neudeutsche Kindernamen, sind in Wahrheit Unterstützer aus der Natur, die unserem Körper helfen können, besser mit unserem stressigen Alltag umzugehen. Ganz legal! Keine Sorge! Und auch ganz easy zu bekommen. Aber wie das bei Mutter Natur immer so ist: Nicht alles hilft jedem. Und es lohnt sich, genauer hinzuschauen, ob die Kapseln, Tees und Pulver eher entspannen oder die Ausdauer verbessern. Sonst sind wir fit wie ein Turnschuh und könnten einen Marathon laufen, wenn wir eigentlich nur ins Reich der Träume abtauchen wollen.

Deshalb kommt hier die ultimative Liste der Adaptogene für Sie: Was gibt es am Markt? Wo muss man aufpassen? Und was bringt's? Damit Sie sich ganz einfach in jeder Lebenslage so »dopen« können, dass Ihre Performance perfekt ist. Was Spitzensportler können, können wir schon lange! Los geht's!

ASHWAGANDHA

Gerade der Superstar des erlaubten Dopings, gefühlt bei jedem Influencer im Angebot und wahnsinnig in ist die als Schlafbeere, Indischer

Ginseng oder auch Winterkirsche bezeichnete Pflanze aus dem Ayurveda. Und das zu Recht: Sie kann den Cortisolspiegel senken, die Schlafqualität verbessern und die geistige Klarheit unterstützen. Studien zeigen, dass Ashwagandha die Stressresistenz und die allgemeine Energie erhöhen kann.

Zusätzlich fördert sie die Muskelregeneration und reduziert Ermüdung, was besonders für (Alltags-)Sportler interessant ist. Allerdings muss man Ashwagandha regelmäßig einnehmen, um einen positiven Effekt zu spüren. Wie immer. Einmal hilft halt nicht.

Vorsicht! Nicht bei Autoimmunerkrankungen wie Hashimoto einnehmen! Ashwagandha gehört zu den Nachtschattengewächsen, und diese verstärken Entzündungen im ganzen Körper, vor allem im Darm und in den Gelenken.

RHODIOLA ROSEA

Für alle, die bei Ashwagandha nicht mitgehen wollen, kommt hier der weniger exotische Konkurrent Rosenwurz oder auch Aaronstab genannt. Diese Pflanze wird vor allem in Nord- und Osteuropa eingesetzt, aber auch in Sibirien, und verbessert die körperliche und geistige Leistungsfähigkeit, vor allem diejenige unter stressigen Bedingungen. *Rhodiola* reguliert die Ausschüttung von Stresshormonen wie Adrenalin und Cortisol, fördert die Sauerstoffaufnahme und die Energieproduktion auf zellulärer Ebene, was die sportliche Leistung verbessert und die Erholung beschleunigt. Traditionell wird Rosenwurz verwendet, um Erschöpfung und depressive Verstimmungen zu lindern und wieder Lebensfreude zurückzugewinnen. Gerade im dunklen, mitteleuropäischen Winter ist das eine gute Sache.

TULSI

Auch Indisches oder Heiliges Basilikum genannt, kommt aus Asien und wird dort gerne als Tee getrunken. Dank seiner ätherischen Öle und Antioxidantien gibt es viele Einsatzgebiete: Tulsi senkt Stresshormone, verbessert die Immunabwehr und wirkt entzündungshemmend. Er unterstützt das emotionale Gleichgewicht und die Anpassungsfähigkeit an Stress. Studien zeigen eine signifikante Reduktion von Angst und Anspannung bei regelmäßiger Einnahme.

Vorsicht! Wegen der harntreibenden Wirkung sollte man in der Schwangerschaft kein Tulsi zu sich nehmen.

VITALPILZE

Wer unsere Bücher kennt, weiß, dass Anna und ich große Fans von Heilpilzen sind, die seit Jahrhunderten in China eingesetzt werden, um zum Beispiel Krankenhausaufenthalte zu verkürzen. Das Tolle an den coolen Cousins von Pfifferling, Champignon und Co. ist, dass sie immer ausgleichend wirken. Das, was im Körper aus der Balance geraten ist, wird wieder zurück ins Gleichgewicht gebracht. Daher findet man hier auch keine Nebenwirkungen. Und da hätten wir zum Beispiel …

Reishi: Fördert die Entspannung, stärkt das Immunsystem und verbessert die Schlafqualität.

Cordyceps: Steigert die Sauerstoffaufnahme und Energieproduktion, was Ausdauer und Erholung fördert, und das nicht nur in sportlicher Hinsicht, auch in unserem Alltag.

Löwenmähne: Unterstützt die Nervenregeneration und verbessert die kognitive Funktion, was bei mentalem Stress hilfreich ist.

Hericium: Wirkt entzündungshemmend, reduziert Angstzustände, unterstützt das Nervensystem und die Fähigkeit durchzuschlafen.

Vitalpilze kann man einzeln in Kapselform oder als Pulver kaufen. Oft machen sie aber im Zusammenspiel mehr Sinn. Woher wir unsere Heilpilze beziehen, lesen Sie im Bezugsadressenkapitel ab Seite 233.

B-VITAMINE

Sie sind keine Adaptogene im klassischen Sinn, aber immens wichtig für unsere Nerven und die Psyche: B1, B2, B3, B5, B6, B7, B9 und B12. Die acht Bs kommen immer als Gruppe und sollten auch im Komplex eingenommen werden, weil sie sich in ihrer Wirkung gegenseitig unterstützen. Meist ist allerdings die Dosierung von B12 in solchen Präparaten zu niedrig. Deshalb und weil wir durch den reduzierten Konsum tierischer Produkte immer mehr in einen Mangel geraten, ist eine zusätzliche Gabe von B12 ratsam. Im Blut messen lassen (der Wert sollte im oberen Drittel des Referenzbereichs liegen) und zusätzlich ergänzen, wenn der Wert zu niedrig ist. Ihr Nervenkostüm wird es Ihnen danken.

SCHISANDRA

Das Chinesische Spaltkörbchen (schon allein der Name lohnt die Aufzählung in unserer Adaptogen-Liste) kann die geistige Aufnahme erhöhen, die Wahrnehmung schärfen, die Konzentration fördern und wieder munter machen. Auch und gerade in stressigen Phasen des Lebens. Außerdem kann Schisandra die Leber bei der Ausscheidung und Verstoffwechslung von Toxinen unterstützen. Auch diese Beeren werden als Tee eingenommen. Einen Teelöffel zerkleinerte Beeren mit kochendem Wasser übergießen und fünf bis acht Minuten ziehen lassen.

GINSENG

Ich kann mich an eine TV-Werbung in meiner Kindheit erinnern, in der die sogenannte Kraftwurzel in den Himmel gejubelt wurde. Damals richtete sich die Reklame an ältere Herrschaften. Hat ja keiner ahnen können, dass wir heute schon in jungen Jahren Unterstützung in diesem Bereich brauchen können. In Asien wird Ginseng seit mehr als 5000 Jahren gegen praktisch alle Zipperlein eingesetzt: Atemwegserkrankungen, Hitzewallungen und erektile Dysfunktion, die uns Frauen ja eher selten trifft. Spaß beiseite! Das älteste Adaptogen der Welt wird auch als Anti-Aging-Wurzel bezeichnet. Und das zu Recht! Da steckt ganz schön was drin ...

Ginseng unterstützt die Stressresistenz durch die Regulierung der HPA-Achse (Hypothalamus-Hypophysen-Nebennierenrinden-Achse). Er steigert unsere Ausdauer und reduziert die Erholungszeit nach Anstrengungen. Zusätzlich verbessert er die Funktion der Mitochondrien, die Kraftwerke unserer Zellen. Ganz allgemein kann man sagen, dass alle Körperfunktionen in Einklang gebracht werden. Und genau das fehlt uns ja oft in dieser verrückten Zeit: Harmonie und ein ausgeglichenes Zusammenspiel aller Kräfte. Innen wie außen.

Vorsicht! Schwangere, Stillende und Kinder sollten keinen Ginseng nehmen, da die Pflanze östrogenartige Wirkung haben kann.

MACA

Die Superwurzel für Mann und Frau wird auch peruanischer Ginseng genannt. Und man kann sagen, der echte und der nicht ganz echte Ginseng haben einiges gemein: Durch den Abbau von Stresshormonen und die gleichzeitige Produktion unserer Wohlfühl-Hormone Serotonin und Dopamin kann Maca dazu beitragen, Angstzustände und Depressionen zu minimieren und unser allgemeines Wohlbefinden zu verbessern. Bei Frauen werden die Geschlechtshormone wieder in Balance gebracht, bei Männern die Fruchtbarkeit und Libido verbessert. Das kann auch alles zur Entspannung beitragen. Einige spüren die Wirkung gleich nach der ersten Einnahme, bei anderen dauert es Wochen. Wir sind halt keine Maschinen und die Natur braucht manchmal ihre Zeit.

Vorsicht! Bei einer akuten oder chronischen Magen-Darm-Entzündung sollte man die Finger von Maca lassen, weil die enthaltenen Senföle reizend wirken können.

CBD-ÖL

Noch so ein thematischer Ausreißer. Aber wir müssen hier ja nicht päpstlicher sein als der Papst. CBD-Öl wird aus Hanf hergestellt, einer der ältesten Kulturpflanzen in unserer Gegend. Keine Sorge! Darin ist weder THC noch etwas anderes Drogenähnliches enthalten und das goldfarbene Öl macht auch nicht stoned. Und Sie hätten es auch schon vor der Legalisierung von Cannabis ganz straffrei kaufen können. Die Wissenschaft beschäftigt sich seit ein paar Jahren mit der Pflanze, die viel Licht braucht und daher energieintensiv im Anbau ist. Die Hinweise verdichten sich, dass CBD angstlösend, entspannend, schlaffördernd und antipsychotisch wirkt. Ich habe seit Jahren immer ein Fläschchen davon zu Hause und in der Handtasche bei mir, vor allem wenn ich mich mal wieder ins Abenteuer Deutsche Bahn stürzen muss.

Die Dosierung ist ein bisschen knifflig. Man beginnt mit einem Tropfen, den man auf die Zunge träufelt und ein bisschen im Mund lässt. Schmeckt nicht aufregend, gebe ich zu. Jeden Tag steigert man die Dosis, bis man seine gefunden hat und sich ein beruhigendes Gefühl einstellt. Beim Kauf sollte man auf Bioanbau aus Europa achten.

Vorsicht! Auch hier werden Schwangere und Stillende vor der Einnahme gewarnt.

Zusammenfassung

- Adaptogene sind natürliche Substanzen, die dem Körper helfen, besser mit Stress umzugehen, Resilienz fördern, die Erholungszeit verkürzen und die Ausdauer steigern. Sie wirken regulierend auf das zentrale Nerven- und das hormonelle System und können den Körper so an Stressbelastungen anpassen.
- Ashwagandha, Vitalpilze, Ginseng, CBD, Rosenwurz und viele andere pflanzliche Helfer unterstützen uns in unterschiedlicher Weise.
- Vor der Einnahme sollte man auf die spezifische Wirkweise der Adaptogene achten: Die meisten Präparate brauchen einige Zeit und eine regelmäßige Einnahme, bis man die Wirkung spürt.
- Schwangere, Stillende und Kinder sollten den Arzt fragen, bevor sie Adaptogene einnehmen.

Ⓐ STRESS UND EISBADEN

ICE, ICE, BABY – WAS IST DRAN AM KALTEN STRESSKILLER?

David Beckham macht's regelmäßig, auch Lady Gaga und Gwyneth Paltrow: Eisbaden. Und bei Instagram und TikTok kommt man kaum dran vorbei. Alle schwärmen von ihrer Selbstüberwindung, der Energie, dem eisigen Push. Als Wellness-Routine, um das Immunsystem zu stärken, um die Durchblutung anzuregen, zur Regeneration nach dem Training, um Wechseljahrsbeschwerden zu lindern … man könnte schon vom neuen Inuit-Fanclub sprechen. Neulich las ich einen ganzen Artikel über die richtige Atmung bei dieser Nummer. Nach Profi-Atmer Wim Hof, dem Mann, der auch gerne mal barfuß durch die Alpen latscht und notfalls auch auf ein paar Finger verzichten würde. Er soll den Hype »verbrochen« haben, wobei das Wissen um den Kältespaß nicht neu sein soll. Auch nur geklaut, und zwar von den Skandinaviern. Mir leuchtet auch ein, dass bei so einer Qual natürlich Endorphine und Adrenalin ausgeschüttet werden und der Körper mit entzündungshemmenden Kortikoiden reagiert. Er soll sich dann auch schneller regenerieren und entspannen.

Das Eisbad ist angeblich *der* Stresskiller schlechthin. Da werde ich natürlich hellhörig! Einziger Haken: Dann muss man auch regelmäßig in die Eiswanne steigen. Einmal fürs Instagram-Foto in die kalte Tonne hüpfen reicht nicht. Jeder zweite Tag sollte schon drin sein, um einen dauerhaften Effekt zu erzielen. Was auch nicht so schön ist: Herzflimmern und ein plötzlicher Herzstillstand sind möglich, genauso wie Krämpfe und Benommenheit im Kopf. Was für mich neu war: Jetzt wird sogar diskutiert, ob man durch Eisbaden abnehmen kann. Das sogenannte braune Fettgewebe soll nämlich vor allem bei Kälte aktiviert werden, um den Körper zu wärmen, was wiederum dazu beitragen soll, dass wir noch mehr verbrennen. Es gibt aber bisher nur wenige Studien mit Nagetieren und ein paar Menschen. Das bringt mich jetzt also nicht ins Eis.

Eigentlich erwarte ich grundsätzlich den Selbstversuch von mir, bevor ich über etwas schreibe, aber ich muss gestehen: Extreme Kälte und ich, das läuft nicht. Ich probiere sehr gerne viel aus, auch wenn es ein Kraftakt ist, aber an die Nummer komme ich nicht ran. Plus: Wer hat schon immer eine perfekt gekühlte Eistonne am Start? In L.A. kann man sich die sogar bringen lassen und den Instruktor gleich mit, aber ich lebe auf dem platten Land in Schleswig-Holstein. Und zwischen Kindergarten- und *Schoolrun* passt das nur bedingt. Ich hatte das Thema also aus diversen Gründen schon verworfen und fühlte mich dann umso mehr bestätigt, als ich las: Vorsicht bei Autoimmunerkrankungen! Denn mit Schilddrüsenproblemen oder Hashimoto badet es sich in Eiseskälte tatsächlich nicht so gut. Grund: Die Schilddrüse übernimmt die Wärmeregulation und steigert das TSH, sobald wir frösteln. Und bei Frauen, auch Männern natürlich, mit Schilddrüsenüberfunktion kippen wir quasi Wasser in die heiße Ölpfanne – mit dem Ergebnis, dass noch mehr Dampf drauf ist! Ein erhöhter TSH-Wert setzt noch mehr vom Schilddrüsenhormon T4 frei, um so Wärme zu generieren. Bei einer Überfunktion der Schilddrüse, einem Morbus Basedow, kann das zu Herzrasen, Kaltschweißigkeit und Zittern führen und am Ende neuen Stress auslösen.

Ergo: Schlecht eingestellte oder überfunktionale Schilddrüse? Besser aufs Eisbaden verzichten. Gleiches gilt natürlich bei Herzerkrankungen oder Verdacht darauf! (Wenn Sie es unbedingt machen wollen, dann vorher zum Kardiologen!) Wenn Sie jetzt sagen: »Aber ich möchte trotzdem ein paar der tollen Benefits mitnehmen«, dann habe ich hier eine gute Nachricht für Sie: Die positiven Effekte können wir auch in abgespeckter Variante genießen. Beim *Skin Icing* oder *Ice Facial* können wir ebenfalls profitieren. Klingt albern? Ja, gut. Eisbad ist irgendwie ehrlicher, aber wir nennen unser Hafermüsli jetzt ja auch *Bowl* mit *overnight oats*.

Skin Icing beziehungsweise *Ice Facial* geht folgendermaßen: einfach das Gesicht in Wasser mit Eiswürfeln tauchen, am besten um die zehn Grad für 20–30 Sekunden, bitte drei- bis fünfmal. Die Effekte sind vielversprechend, ungefährlich und absolut stresskillend:

Wir glätten unsere Haut, da die Blutgefäße verengt werden; zumindest vorübergehend sehen wir alle aus wie 25! Im Anschluss regt die Kälte die Blutzirkulation an, was einen sofortigen Glanz bringt. Rötungen und Schwellungen werden reduziert, da die Kälte entzündungshemmend wirkt. Übrigens sehr beliebt bei Promis nach Langstreckenflügen! Die Poren werden außerdem kleiner, was zu weniger fettiger Haut führt, und die Talgproduktion wird verringert. Außerdem ist das Gesichtseisbad super für Stressabbau: Das Eintauchen in kaltes Wasser aktiviert den Vagusnerv, den größten Part unseres Parasympathikus, was zu Entspannung, geistiger Klarheit und verbessertem Schlaf beitragen kann. *Yay!* Wenn's Ihnen mal zu viel wird, ab ins Eisfach mit dem Gesicht! Machen die in Hollywood auch. Ich sag nur: *Forever frozen!*

Zusammenfassung

- Eisbaden stärkt das Immunsystem, regt die Durchblutung an, hilft bei der Regeneration nach dem Sport, lindert Wechseljahrsbeschwerden und ist ein Stresskiller.
- Mit einer speziellen Atmung hält man den Kälteschock besser aus.
- Es werden Endorphine und Adrenalin ausgeschüttet und der Körper reagiert mit entzündungshemmenden Kortikoiden.
- Regelmäßigkeit ist erforderlich, sonst ist der positive Effekt nicht gegeben.
- Risiko: Herzflimmern, plötzlicher Herzstillstand, Krämpfe und Benommenheit sind möglich.
- Vorsicht bei Autoimmunerkrankungen: bei Schilddrüsenproblemen oder Hashimoto lieber sein lassen!
- Positive Effekte können wir auch beim *Skin Icing* oder *Ice Facial* genießen.

(A) STRESS UND ERDUNG

WIE SIE BARFUSS JEDEN BRANDHERD AUSTRETEN!

Wären Sie mir vor fünf Jahren mit *Earthing-Trend* gekommen, ich glaube, ich hätte das als esoterischen Quatsch abgetan. Mit meinem heutigen Wissen sehe ich das natürlich diametral anders. Denn was Vanessa und ich immer wieder feststellen, ist, dass wir uns von der Natur entfernt haben. Wir können uns noch so viele Chips implantieren lassen, über unseren Avatar leben und uns Häuser im Metaverse kaufen, wir bleiben immer Menschen. Und Menschen brauchen Erdung. Verrückt, aber wahr. Wir haben uns nämlich ein paar Dinge angewöhnt, die gar nicht gut für uns sind. Wir tragen Schuhe, schlafen in Betten und sitzen auf Stühlen oder in Autos. Klingt erst mal nicht dramatisch, ich weiß. Aber merken Sie was? Wir sind nie in Kontakt mit der Erde. Man könnte fast meinen, wir arbeiten daran, den Boden zu ghosten.

Während ich recherchiere, muss ich immer an den Sommer denken. Dann lebe ich grundsätzlich barfuß. Da wir in Strandnähe wohnen, habe ich mindestens halbtags immer viel Sand zwischen den Zehen. Daheim sind wir nur draußen im Garten. Schuhe ziehen wir nur an, wenn wir uns ins Auto oder aufs Fahrrad setzen. Und ich liebe es. Bisher dachte ich immer, die gute Laune käme von der Sonne und dem ganzen Licht. Dass das auch ein Nebeneffekt des *Grounding,* so nennen es Biohacker, sein könnte, kam mir bisher nicht in den Sinn.

Die Effekte durch heilendes Erden wurden übrigens sogar in mehreren Studien nachgewiesen und klingen krass nach Physikunterricht. Aber von vorne und in nicht zu kompliziert: Freie Radikale attackieren uns jeden Tag. So weit, so gut. Wir stellen sie sogar teilweise selbst her, wenn wir atmen oder Sport treiben. Unser Körper kann sie eigentlich ohne Probleme neutralisieren. Nur wenn die kleinen Biester überhandnehmen – durch beispielsweise zu viel Zucker oder Alkohol –, kommt unser Körper nicht mehr hinterher.

Zum Glück haben sie aber eine Schwachstelle: Ihnen fehlt ein Elektron, und sie wollen ihre elektrische Spannung wieder ausgleichen. Möglichkeit eins: Zellen und Gewebe kaputt machen, um denen ein Elektron wegzuschnappen, was bedeutet, dass wir krank werden, altern und erschöpft sind. Oder Möglichkeit zwei: Wir laufen barfuß herum und die Erde versorgt uns mit ihren eigenen ungebundenen Elektronen und neutralisiert so diese miesen Angreifer. Und das kostet uns nicht mal was! Jetzt das Beste: Der oxidative Stress wird dabei natürlich reduziert. Unsere Fußsohlen, richtig eingesetzt, sind ein Stresskiller! Genial, oder? (Ich lächle gerade, während ich das tippe!)

Forscher von der Universität Oregon stellten im Jahr 2015 sogar fest, dass Erdung die Wundheilung verbessert und nachweislich Schmerzen und Entzündungen reduziert. Auch die Stimmung kann verbessert werden, wie man mit einem Placebo-Experiment herausfand. Eine Gruppe von Probanden wurde unwissend auf Stühle mit erdenden Elementen gesetzt, die anderen nicht. Einmal dürfen Sie raten, wo schneller Partystimmung aufkam!

Eine weitere spannende Studie gab es 2013. An der Universität von Kalifornien fand man heraus, dass *das Sicherden* wohl eine der simpelsten und effizientesten Methoden ist, um das Risiko für Herz-Kreislauf-Erkrankungen – immerhin die häufigste Todesursache in den Industriestaaten – zu reduzieren. Dabei reichen am Anfang ein paar Minuten Barfußlaufen auf Gras, Sand oder Felsen. Gerne auch zehn Minuten und dann auf 30 steigern. Wichtig ist, wie immer, es regelmäßig zu machen, sonst ist es nicht effektiv. Am besten so oft wie möglich, auch gerne im Vollstress als Erste-Hilfe-Maßnahme! Ich werde dann wohl auch im Herbst und im Winter Barfuß-Einheiten einlegen.

Und jetzt? Schuhe aus und raus! Schönes Erden! Das Buch dürfen Sie mitnehmen und in zehn Minuten das Interview mit dem Erdungs- und Entspannungsprofi, Psychologen und Schlafcoach Prof. Günther W. Amann-Jennson lesen.

Was genau ist Erdung?

Obwohl es bei Biohackern ein totaler Hype ist, verstehen die meisten Menschen nicht, worum es wirklich geht. Sie denken an einen Kurzschluss oder einen Stromschlag. Was die wenigsten wissen: Wir sind elektrische Wesen. Wir funktionieren chemisch-elektrisch, die wichtigsten Körperfunktionen werden über unsere körpereigene Elektrizität gesteuert, wie unser Herz, unsere Gehirnwellen. Das kann man nachweisen, denn jede von unseren 85 Billionen Zellen hat elektrisches Potenzial und ist ein Biomarker über unseren gesundheitlichen energetischen Zustand. Eine gesunde Zelle hat zum Beispiel 90 Millivolt, eine Krebszelle nur noch 20 Millivolt. Was wir begreifen müssen, ist, dass alles, die Natur, die Erde, das Universum, die Menschen, die Tiere und die Pflanzen Teil eines ganz natürlichen Stromkreises sind. Das können Sie messen, wenn es gewittert und blitzt. Dieses Energienetz besteht aus Gleichstrom, der immer in die gleiche Richtung fließt – im Gegensatz zum Wechselstrom, man kennt's vielleicht noch aus dem Physikunterricht. In einer Sekunde 50-mal plus und 50-mal minus ist für uns nicht gesund. Wir brauchen Gleichstrom und den bekommen wir über die Erdung.

Wie erde ich mich?

Das ist in der Regel ganz simpel: Wenn ich beispielsweise ins Wasser steige, einen Baum berühre, dann verbinde ich mich mit dem natürlichen globalen Stromkreis. Und Sie können davon ausgehen, dass die Schöpfung das gezielt gemacht hat, da wir uns so vor negativen Einflüssen schützen können. Denn wenn wir unsere eigene Elektrizität in Balance bringen, ist das positiv für all unsere Organe bis hinein in die Zellen und die Mitochondrien. Das wurde in den letzten 25 Jahren gut untersucht und heute ist dieses Wissen Bestandteil der integrativen Medizin.

Dann machen wir ja ziemlich viel falsch mit unserem westlichen Lebensstil?
Leider ja. Wir sind nicht informiert und wissen im Prinzip gar nicht, dass wir uns vor ungefähr 100 Jahren von dem Erdkontakt verabschiedet haben. Bis dahin sind die Menschen nämlich durch die Arbeit im Freien immer im Kontakt mit der Erdoberfläche gewesen. Sie hatten Lederschuhe an, da konnten die Elektronen in uns hineingelangen. Heute laufen wir auf Gummisohlen. Damit wird der Einfluss eines natürlichen Ableiters für Stress verhindert. Heißt: Wenn Sie Stress haben und sich dann barfuß auf die Erde stellen, würde das Cortisol viel schneller aus Ihrem Körper verschwinden.

Dann müssten ja alle Gestressten nur barfuß laufen?
Genau! Stellen Sie es sich so vor: Sie fahren am Abend durch den Wald, dann steht ein Reh auf der Straße. Und Sie halten einfach an und blenden ab. Das Reh ist nämlich im Stress, es hat viel Cortisol im Blut und wäre ziemlich wahrscheinlich in Ihren Scheinwerfer gerannt. Nach ungefähr 15 Minuten durch Kontakt mit dem Waldboden verschwinden die Stresshormone wieder aus dem Tier. Das Reh ist gerettet. Beim Menschen ist es genauso: Alle Krankheiten, die durch Stress entstehen, resultieren aus einem Überschuss aus Cortisol. Gleichzeitig brauchen wir es morgens natürlich, um in die Gänge zu kommen. Nur der Überschuss führt eben dazu, dass wir laufende Entzündungsprozesse im Körper haben, die sogenannten *silent inflammations*, die nicht wehtun, aber viel Energie kosten und zu Fehlfunktionen führen, und zwar bis in die Mitochondrien, die Kraftwerke unserer Zellen. Oxidativer Stress entsteht in der Zelle, schädigt sie und verhindert, dass sie genug Energiemoleküle produziert. Und so wird der Mensch müde, depressiv und

antriebslos. Deshalb ist die Erdung so wichtig, denn sie kann physiologische Prozesse unterstützen, Entzündungen abbauen und den zirkadianen Rhythmus, also den biologischen Schlaf-Wach-Rhythmus mit einer Dauer von 24 Stunden, harmonisieren.

Wie kann ich mich zwischendurch problemlos erden?

Innerhalb des Hauses gibt es nur eine Möglichkeit: kaltes Wasser über die Hände laufen lassen. Denn Wasser hat das gleiche Null-Potenzial wie die Elektrizität. Geht auch an Heizkörpern, wenn Sie Ihre Hände drauflegen, aber Wasser ist einfacher. Ansonsten gibt es im Haus keine Möglichkeit.

Wenn Sie im Bett liegen, sind Sie isoliert gegen die Erde. Das ist das nächste Problem: Wenn Sie nicht geerdet sind, können alle technischen Felder, also alles, was um Sie herum durch Elektrokabel, Beleuchtung, WLAN, Hochspannungsleitungen und Mobilfunk erzeugt wird, in ihren Körper eindringen und sie können nicht abgeleitet werden.

Früher haben wir auf Naturmaterialien geschlafen und waren dadurch geerdet. Auch da kann man ansetzen. Jetzt ist der Effekt auch um einiges besser nachvollziehbar, denn wir sind heutzutage viel mehr künstlichen elektromagnetischen Feldern ausgesetzt. Das ist für uns natürlich nicht gut, weil wir eben einen anderen Stromkreislauf brauchen.

Und das hat dazu geführt, dass uns einer der natürlichen Endlosfaktoren abhandengekommen ist, um unsere Gesundheit aufrechtzuerhalten. WLAN, Mobilfunk, Elektrifizierung bestrahlen uns, auch wenn wir es nicht nutzen oder es dunkel ist, denn der Strom strahlt aus der Leitung. Unser Körper ist elektrisch leitfähig, deshalb empfehle ich auch immer nachts den Stromkreis auszuschalten und sich mit einer Erdungsauflage zu erden. Das ist sogar effizienter als barfuß laufen, da Sie ja über einen viel längeren Zeitraum geerdet sind. Und ich weiß, Menschen geben ihre Gewohnheiten nicht auf, bis sie am Stock laufen. Jeder muss seinen eigenen Kassensturz machen und sich fragen: Was mache ich für meine Gesundheit? Bin ich in Kontakt mit der Erde? Ich schlafe übrigens nicht nur geerdet, sondern auch grundsätzlich in 5,5 Grad Schräglage. Der Grund: Wenn wir flach schlafen, ist die Schwerkraft nicht aktiv. Die Schräglage hat dagegen viele positive Effekte für das Herz-Kreislauf-System, entlastet die Wirbelsäule, beugt Rückenschmerzen, Migräne und Schlafapnoe vor und entgiftet den Körper bis zu 20-mal besser. Da freut sich die Lymphe. Deshalb rate ich jedem, sich immer einen Aufbau zu machen. Wenn Sie runterrutschen, rappeln Sie sich eben einfach wieder hoch – es lohnt sich –, denn Sie wachen auch viel fröhlicher wieder auf.

Wie kann ich mich erden?

- barfußlaufen/wandern
- kneipen
- Gartenarbeit ohne Handschuhe
- (eis)baden
- waldbaden
- Natur mit Händen berühren
- Bodenkontakt spüren
- Barfuß-Yoga (Yogaposen wie »die Berghaltung« oder »der Baum«)
- schwimmen/Fußbäder
- picknicken
- erdende Lebensmittel (siehe unten)
- ätherische Öle benutzen
- räuchern mit erdigen Kräutern wie Myrrhe, Labdanum oder Angelikawurzel
- Heilsteine benutzen
- reiten/Tiere berühren
- Kleidung aus Leinen (Flachs), Schafschur- und Baumwolle, Seide, Kokosfaser, Bambus oder Hanf tragen (sie regulieren die Feuchtigkeit, reduzieren die Ansammlung von Elektrizität

und fördern ein Gefühl der Verbindung zur Umwelt, was das psychische und körperliche Wohlbefinden steigert)

In der traditionellen chinesischen Medizin zählen Nahrungsmittel mit süßem Geschmack zum Erd-Element. Sie sollen erden, stärken, harmonisieren und entspannen.

- süßes Obst
- Trockenfrüchte
- viele Gemüsearten wie Karotten, Kürbis, Kartoffeln, Sellerieknolle
- Nüsse
- Hülsenfrüchte
- Hirse
- Fleisch
- Milch
- Eier
- Maronen
- Zimt
- Vanille
- Honig

Zusammenfassung

- Wir sind elektrische Wesen und brauchen Gleichstrom, den wir über die Erdung bekommen. Sind wir nicht geerdet, können technische Felder in den Körper dringen und nicht abgeleitet werden.
- Durch Erdung wird der oxidative Stress merklich reduziert. Sie kann auch Entzündungen abbauen und den zirkadianen Rhythmus harmonisieren.
- Draußen kann man sich erden, wenn man barfuß läuft oder ins Wasser steigt; in Innenräumen kann man sich kaltes Wasser über die Handgelenke laufen lassen.
- Wenn wir unsere eigene Elektrizität in Balance bringen, ist das positiv für all unsere Organe bis hinein in die Zellen und die Mitochondrien.
- Unsere Schuhsohlen aus Gummi isolieren uns, also besser öfter barfuß laufen, denn so kann das Cortisol schneller aus dem Körper verschwinden.
- Nachts, wenn wir im Bett liegen, sind wir nicht geerdet, deshalb besser den Stromkreislauf ausschalten oder auf Naturmaterialien schlafen; Abhilfe kann auch eine Erdungsauflage schaffen.

ANNAS UND VANESSAS PERSÖNLICHE ANTI-STRESS-TIPPS

(A) ANNAS PERSÖNLICHE ANTI-STRESS-TIPPS, WENN'S BRENNT

Als wir anfingen, dieses Buch zu schreiben, gab es so einige Augenöffner-Momente für mich. Einer davon war der Besuch von Fashion-Coach Suzana. Und, ja, ich weiß, wie das klingt: nach einem absoluten Luxusproblem. War auch mein erster Gedanke. Aber als mir meine Freundin Ulrike vorschwärmte, wie herrlich es ist, morgens nicht mehr frustriert vor dem Kleiderschrank zu stehen, war ich dabei. Mein Morgen ist Stress pur, denn wir hetzen meistens zu Grundschule und Kindergarten, da die kleinen Menschen in dieser Familie das mit der Zeit noch nicht so richtig verstanden haben. Sie wollen lieber einfach irgendwann das Haus verlassen, wenn sie fertig gespielt haben. Kurz: Zwischen ermahnen und schieben bleibt nicht viel Zeit für mich. Oft schmeiße ich irgendwas über, manchmal das vom Vortag, verraten Sie es keinem.

Und so steht Suzana, die lange den Einkauf bei C&A gemacht hat und eigentlich studierte BWLerin ist, irgendwann in meinem Wohnzimmer und geht meine Garderobe durch, die sie zu meiner Erleichterung super findet. Ich habe fast alles, aber nicht zu viel. Dann kombiniert sie mir alle Teile anders, und ich bin überrascht, was man mit dem anstellen kann, was in meinem Schrank hängt. Und sie gibt mir ein paar Weisheiten mit auf den Weg, die eigentlich mit so etwas Oberflächlichem wie Textilien gar nichts mehr zu tun haben: »Jeder Mensch braucht einen Anker, einen Schutzschild«, erklärt sie mir. »Und dieser textile Anker ist für jeden etwas anderes. Bei dir ist das ein großer Schal, du brauchst Volumen obenrum, bei anderen können das ein Gürtel, ein Halstuch oder hohe Schuhe sein. Für jeden ist es etwas anderes. Wir müssen es nur herausfinden.«

Außerdem soll ich fleißig »layern«, da ich sonst Gefahr laufe, zu schnell zu spießig auszusehen. Endlich sagt's mal jemand! Ich soll immer was rausgucken lassen, zum Beispiel einen Blusenärmel. Suzana schnürt Gürtel um meine Taille, um Pullover anzuchoppen oder um den Farbton aus Stiefel und Schal wieder aufzugreifen. Inzwischen bin ich völlig absorbiert. Aus Pullovern werden Schals jeglicher Couleur. Ist wie mit meinem Mann, der als Architekt Wände auch immer nur als Vorschläge ansieht. Wir kombinieren eine alte Lieblingsjacke aus Paris so anders, dass ich es kaum erwarten kann, sie wieder anzuziehen, und ziehen ein paar alte hohe Stiefel aus dem Keller, die ich ganz vergessen hatte. »Du lebst auf dem Land, leb das doch! Du musst dich nicht zurücknehmen! So richtig den Ralph-Lauren-Traum in allen Farben!«, lacht Suzanna. Und je mehr wir aus meiner Garderobe genau das umsetzen, umso mehr denke ich: Kleidung ist mehr als nur die Hülle, die uns umgibt, damit wir trocken bleiben, nicht frieren oder nicht dem Erstbesten unsere Brüste anbieten.

Und während wir so gucken, was wie harmoniert, sagt Suzana noch so einen Satz, den ich nicht mehr vergessen kann: »Die meisten Frauen hängen in der Vergangenheit fest. Aber Mode verändert sich, der Körper verändert sich und dadurch sind die meisten Frauen unsicher und gestresst. Und sie sehen nur das, was sie stört.« Ich fühle mich ertappt. Wahrscheinlich konnte ich deshalb so schlecht meine Skinny Jeans loslassen. Ich war diesen Anblick einfach gewöhnt. Es ist ein bisschen wie mit meiner Stirn. Nicht dass ich aussehen wollte wie Ende 20, nein, nur eben nicht müde, nicht knittrig, nicht blass und nicht so *worn out* im Alltag. Wollen wir doch alle, oder?

Aber eins wurde mir auch klar: Manchmal muss man loslassen, um Stress zu vermeiden. Und das am besten mit einem Plan. Und so verließ ich ein paar Stunden später das Haus in einer weiten Flared Jeans, um die ich bisher immer einen Bogen gemacht hatte, und einer Bluse, die ich krempelte (»Man muss krempeln, aber richtig, nicht wie Dieter Bohlen, sondern eher so Depeche-Mode-mäßig!«), und fühlte mich großartig. Und eins war sicher: Mein Kleiderschrank würde mich nicht mehr stressen. Der war aufgeräumt und mit mehr Mut und Freude gefüllt. Ich auch.

Erkenntnis Nummer zwei war: Es gibt noch einen anderen Stress, den ich kaum kontrollieren kann. Die Grundschule meines Kindes machte mich während des Schreibens dieses Buchs fertig. Es hagelte bereits in Klasse zwei so viele Lernzielkontrollen, dass mein Kind irgendwann in die totale Verweigerung ging und gar nichts mehr machen wollte. Hinzu kam ein nervöser Tic, der sich ja später als etwas ganz anderes herausstellte (aber das steht ja alles im Kinderkapitel). Ich war jedenfalls völlig fertig, vor allem, als uns in Aussicht gestellt wurde, dass wir die Klasse womöglich nicht schaffen würden – sechs Wochen nach den Sommerferien war unsere Tochter plötzlich versetzungsgefährdet und ich als Wrack ein wunderbares Versuchskarnickel für unser Buch. Denn der Stress und die Sorgen, die nun kamen, waren für mich und mein Gemüt eigentlich zu viel. Hinzu kamen ja auch noch zwei andere Kinder, unsere Ferienvermietung und etwas Haushalt - und auf einmal hatte der Tag nicht mehr genug Stunden.

Was konnte ich also tun? Natürlich versuchten wir als Eltern das Ruder herumzureißen (was dann auch gelingen sollte), organisierten uns Hilfe und übten, soweit das möglich war. Ins Tun zu kommen, fühlt sich ja immer gut an. Auch wenn der Stress, der wie ein Tsunami über einen hereinbricht, übermächtig daherkommt und einen lähmt, gilt nach wie vor: Fangen Sie an! Immer!

Mein erster Schritt war, meinen Tagesablauf zu ändern. Nach dem *Schoolrun* ging ich als Erstes walken. Am liebsten am Strand, schlimmstenfalls auch einfach nur um den Block. Hauptsache erst mal Bewegung.

Ich lag häufig nachts wach, weil ich überlegte, wie wir die Motivation hochhalten, ob wir die Schule besser wechseln sollten oder woher das nervöse Verhalten unseres Kindes kommen könnte. In der Phase probierte ich vor allem unsere schnellen Anti-Stress-Tipps aus und half nach beim Schlafen mit Melatonin. Da ich merkte, dass ich übersäuerte, versuchte ich auch hier gegenzusteuern – und wenn es nur mit einer basischen Dusche und Kräutertees war. Was blieb? Die Feststellung, dass es Stress gibt, den wir nicht reduzieren können, der uns fremdbestimmt. Und genau den müssen wir, so gut es geht, an die Kandare legen, indem wir uns selbst stark machen. Mit neuen Routinen, einer anderen Einstellung, mithilfe von tollen Mikronährstoffen und einem anderen Essverhalten. Und selbst wenn sie nur an kleinen Stellschrauben drehen, es hat immer Auswirkungen auf das ganze System. Und das werden Sie auch merken. Versprochen! Wenn Sie ins Kapitel Verdauung reinblättern, werden Sie feststellen, dass gute Laune und Stressresistenz durchaus aus unserem zweiten Gehirn, dem Darm, entspringen können. Dass Sie einfach mal eine Runde barfuß laufen müssen, um Stress abzubauen. Und wie fantastisch es sich anfühlen kann, sich von innen und außen aufzuräumen. Sie werden sich am Ende mit jeder Form von Stress leichter tun! Und dann haben wir unser Ziel erreicht! Letzter Tipp: Suchen Sie sich einen »Stress-Buddy«, und probieren Sie es gemeinsam aus. Vanessa und ich motivieren uns immer gegenseitig und haben dann im Anschluss richtig Spaß, uns auszutauschen. Geteilter Stress ist nämlich halber Stress! Und wenn Sie so ungeduldig sind wie ich, können Sie mit den folgenden schnellen Tipps starten oder zusätzlich nachhelfen:

Dass wir große Vitalpilze-Fans sind, wissen Sie vermutlich schon. Dass die aber auch richtig gut bei Stress sind, weiß nicht jeder. Ich nehme seit bestimmt 15 Jahren, wenn es mir zu viel wird, Cordyzeps. Offiziell ist der nur für Sportler, mir tut er einfach gut. Ich werde sofort ruhiger und gelassener. Es muss nicht mal die übliche Dosissteigerung sein, sondern einfach nur eine Kapsel am Morgen, und ich komme besser durch den Tag. Wem das noch nicht reicht, nimmt ab Woche zwei einfach die doppelte Menge und ab Woche drei morgens, mittags und abends eine Kapsel. Ich merke es immer sofort, da meine Laune sich verbessert, ich alles nicht mehr als so anstrengend empfinde und mehr Energie habe. Und genau das hat mich überzeugt. Auch Reishi ist einen Versuch wert, da er uns ruhiger werden und uns besser schlafen lässt. Außerdem senkt er den Blutdruck und sorgt dafür, dass das Herz nicht so hämmert. Ja, die TCM, die kann was. Ich sage nur: 3000-jährige Erfolgsgeschichte. Wer sonst kann schon auf so eine Bewertung zurückblicken?

Wo wir schon bei den Pilzen sind: Werfen Sie mal einen Blick auf Ihre Mikronährstoffe! Denn davon will unser Körper unter Stress immer mehr und verbraucht alles, was er bekommen kann. Vitamin C hatten wir ja bereits schon erwähnt, aber auch Magnesium kann ein absoluter Gamechanger sein. Ich weiß noch, wie überrascht ich bei meinem letzten Blutbild war: In meinem Körper war kaum Magnesium vorhanden, obwohl ich regelmäßig welches genommen habe. Aber: Der Bedarf war offensichtlich um ein Vielfaches höher. Seitdem bin ich von einer Kapsel à 300 mg auf 1500 mg umgestiegen. Und auch hier kann ich nur sagen: Ich merkte es sofort und wurde ruhiger. Also: Machen Sie ein Blutbild oder dosieren Sie ruhig mal etwas höher. Schlimmstenfalls schmeißt es der Körper in Form von Durchfall wieder raus und dann wissen Sie ja auch Bescheid.

Ebenfalls mein absoluter Geheimtipp – schon seit zwölf Jahren – ist Coenzym Q10. Das braucht unser Körper nämlich vermehrt bei Stress (von dem gab es beim Fernsehen jeden Tag viel und gerne hausgemacht); es neutralisiert freie Radikale, die wir ja auch nicht in uns haben wollen. Außerdem verbessert es die Funktion der Mitochondrien, also unsere kleinen Kraftwerke in den Zellen, und gibt uns so mehr Power. Für mich ist es immer ein Gefühl wie Urlaub im Kopf, und das einfach nur mit einem Schluck oder einer Kapsel. PS: Hat auch antidepressive Wirkung, falls es sich mal um ein kurzes Down handeln sollte.

Da ich ja neuerdings ein »Histamin-Opfer« bin, liegt es jetzt immer griffbereit: das superstarke Antioxidans Quercetin. Habe ich aber auch schon früher genommen, weil es einfach so viel kann: Es verringert antioxidativen Stress im Gehirn, unterdrückt Neuroinflammation, also kleinste Entzündungen, hilft ebenfalls den Mitochondrien, aus dem Knick zu kommen, reguliert die Aktivität antioxidativer Enzyme und regt die Produktion von Glutathion an, fördert die Regeneration anderer Antioxidantien wie Vitamin C und E. Und wenn die Mahlzeit mal zu schwer war, fühle ich mich auch gleich leichter. War ich vor beruflichen Langstreckenflügen etwas nervöser als sonst, habe ich gerne mal 3000 mg eingeworfen. Das müssen Sie ja nicht gleich nachmachen, aber ich fand, das sei immer noch die bessere Lösung gegen meine Ängste als der Begrüßungsdrink an Bord.

Das Beste, was ich gegen den Stress machen konnte, war, meinen Tagesablauf umzustellen. Neuerdings bin ich eine von den Müttern, die in Leggings von Schule zu Kindergarten und dann an den Strand fahren. Denn die erste Stunde nach dem *Schoolrun* gehört jetzt mir. Da walke ich mit meiner Freundin Julia am Timmendorfer Strand. Wenn ich danach nach Hause komme, geht der Tag erst los und ich starte einfach ganz anders: erfrischt, mit viel mehr Energie und besserer Laune. Stressmanagement ist eben auch etwas Disziplin und Den-Hintern-Hochbekommen.

Was wären wir ohne Rituale? Da ich selten sitze, ist es für mich ein absoluter Luxus, eine Tasse koffeinfreien Kaffee mit meinem Mann zu trinken. Zu seinen Hobbys zählt das Biohacken. Neuerdings trinkt er den Kaffee mit Rohkakao, Honig, Zimt und etwas Salz. (Letzteres soll die Dehydration verringern.) Wenn wir den dann trinken – ich sage Ihnen, es dauert auch seine Zeit, bis das Gebräu dann mal fertig ist –, genießen wir unsere Tasse natürlich doppelt. Insofern ist unsere »Kaffeepause« inzwischen wie ein Ritual, weil es wirklich Pause bedeutet.

Last, but not least: Klopfen Sie doch mal! Und zwar gegen die untere Seite Ihres Handrückens mit allen vier Fingerspitzen – den Daumen lassen wir mal links liegen. Dann wechseln Sie zur oberen Handseite auf die Passage zwischen Daumen und Zeigefinger, quasi die Beuge in der Mitte, und wieder lassen sie alle vier Finger dort »hineinprasseln«.

Es tut fast ein bisschen weh und das darf es auch. Das Ganze bitte viermal hintereinander, insgesamt zehnmal. Das ist nämlich die Ecke für Glaubenssätze. Denken Sie sich beim Klopfen: Ich schaffe das! Ich kann das! Ich bin so was von stressresistent! Wenn Sie es richtig machen, wird automatisch die Bauchatmung aktiviert. Wir atmen ja leider alle zu flach. Dann machen Sie es mal richtig und der Bauch geht raus beim Einatmen. Und sofort setzt Entspannung ein. Ich übe es gerade, während ich diesen Text schreibe. Hach, ich hör jetzt auf, Spannung ist raus, alles ist gesagt. *Enjoy!*

Zusammenfassung

- Es gibt Stress, den wir kontrollieren können, und Stress, den wir nur eingeschränkt bändigen können.
- Die eigene Garderobe zu strukturieren ist zum Beispiel ein guter Ansatzpunkt, um unnötigen Stress zu vermeiden.
- Für den anderen Stress, der sich einem überstülpt, kann es hilfreich sein, neue Rituale oder Routinen wie walken in den Alltag zu integrieren.
- Wenn Sie sehr gestresst sind, trinken Sie basische Kräutertees, um zu entsäuern.
- Checken Sie immer, ob Sie ausreichend Magnesium im Körper haben.
- Mikronährstoffe, die gegen Stressgefühle und antioxidativen Stress helfen können: Co-Enzym Q10, Quercetin, Vitalpilze wie Cordyceps und Reishi.
- Schnelle Hilfe to go: die Klopfmassage auf der Hand.

(V) STRESS LASS NACH: VANESSAS TIPPS

Sie haben ja schon weiter vorne im Kapitel Epigenetik gelesen, dass ich ein angeborenes Stress-Problemchen in mir trage. Ich habe ein Gaspedal, aber keine Bremse. Deshalb war mir schon früh klar, dass ich ganz besonders aufpassen muss, welches Tempo ich im Leben fahre. Und deswegen habe ich auch schon zu einer Zeit angefangen, mir Antistress-Tricks und -Kniffe anzueignen, als noch niemand anderes davon gesprochen hat. Und wenn sie sich als effektiv herausgestellt haben, praktiziere oder nehme ich sie noch heute. Hier kommen meine Favoriten.

Phosphatidylserin

Vor ungefähr 15 Jahren, als ich gerade die Diagnose Hashimoto bekommen hatte und wild auf der Suche nach Informationen war, um wieder zurück zu meinem alten Ich zu kommen, stolperte ich über ein Buch, das es bis heute leider nicht auf Deutsch gibt: *The Cortisol Connection* von Shawn Talbott. Und da las ich zum ersten Mal etwas von Phosphatidylserin, das laut Autor unser Stresshormon Cortisol senken könnte. Ein weiteres Adaptogen also! Zu der Zeit gab es nicht so viele gute Nahrungsergänzungsmittel im Netz mit einem Klick zu bestellen. Und so kostete der erste Test ganz schön viel – aber er wirkte! Seitdem gehören 200–300 mg Phosphatidylserin zu meinem täglichen Pillencocktail ab Nachmittag zum Runterkommen dazu.

GABA

Aus der gleichen Zeit stammen meine ersten Versuche mit Gamma-Aminobuttersäure, kurz GABA. Die fand ich in einem Bodybuilder-Blog. Eines muss man den Muskelbergen lassen: Sie wissen ganz genau, was welcher Stoff mit ihrem Körper so anstellt. Und Muskeln in Fett umwandeln wollen die Herr- und Damenschaften auf gar keinen Fall! Deshalb kennen sie sich mit Stress so gut aus und wie man ihn verhindert. Und das funktioniert wunderbar mit GABA, das besänftigend und die Nervenbahnen beruhigend wirkt. Klappt übrigens auch bei Kindern, die Probleme mit der Konzentration haben, erzählte mir irgendwann mal mein Hausarzt. Und so findet man die richtige Dosierung: Man beginnt mit einer Kapsel und steigert sie täglich, bis man einen kurzen Moment der Atemlosigkeit und Kribbeln auf der Haut spürt. Das ist die perfekte Dosierung! Kann kurz unangenehm sein, findet Anna. Bei mir geht's ganz schnell wieder weg.

DHEA

Einer meiner absoluten Gamechanger in den letzten Jahren in Bezug auf Stressresilienz, Blutzuckerstabilisierung, Anti-Aging und Wohlbefinden war und ist DHEA. Unser Jugendlichkeitshormon, das ab etwa dem 30. Geburtstag Jahr für Jahr weniger produziert wird und unseren Körper und Geist fit, schlank, gesund und glücklich erhält. Mit 65 bleiben den meisten – Männlein wie Weiblein – nur 10–20 Prozent des ursprünglichen DHEA-Spiegels aus der Jugend. Das habe ich auch gespürt, als ich in der Mitte meiner 40er ankam. Gerade zu dieser Zeit wurde eine Studie veröffentlicht, wonach wir mit 44 und etwa 60 Jahren am meisten altern. Ich hätte da eine Idee, woran das unter anderem liegen könnte ...

DHEA misst der Arzt im Serum. Eigentlich ist es verschreibungspflichtig, manche Apotheken und Internetshops verkaufen es aber auch so. In anderen Ländern bekommt man es einfach im Drugstore. Bei der Einnahme muss man als Frau darauf achten, nicht zu hohe Dosen einzunehmen. 25 Mikrogramm reichen bei einem Mangel dicke aus. Manchmal auch schon weniger. DHEA wird im weiblichen Körper in Testosteron umgewandelt. Davon brauchen wir Mädels auch dringend etwas. Aber nicht zu viel! Deshalb auf Warnhinweise wie Pickel und Härchen am Kinn achten und dann die Dosierung reduzieren.

CBD-Öl

Ich habe die goldfarbenen Tropfen schon zu einer Zeit genommen und geliebt, als die herstellenden Firmen regelmäßig damit rechnen mussten, plattgemacht zu werden. CBD war, weil aus Hanf, jahrelang eine rechtliche Grauzone. Aber nachdem Herr Lauterbach Cannabis entkriminalisiert hatte, konnten sich auch die CBD-Dealer entspannen und produzieren. Zu deren drogenfreien Tropfen aus Hanf, die unser überfordertes Nervensystem wieder in Balance bringen, lesen Sie alles im Kapitel »Stress und Adaptogene« ab Seite 187.

Leberreinigung

Wer unser erstes Buch *Gesund, stark, schön* gelesen hat, kennt Annas und meine Vorliebe für die Leberreinigung nach Andreas Moritz. Jetzt fragen Sie sich sicher, was denn die Leber mit Stress zu tun hat. Schon mal den Satz gehört: Was ist dem denn über die Leber gelaufen? Die Leber hat ganz schön große Auswirkung auf unsere Stimmung. Manche werden durch eine Überlastung unseres Entgiftungsorgans Nummer 1 aggressiv oder sogar richtig böse. Alles fühlt sich schwerer an. Umso besser drauf bin ich, wenn ich die Reinigungskur hinter mir habe. Nicht nur meine Haut strahlt wie ein glückliches Baby, auch meine Laune ist blitzeblank! Kein Wunder, wenn Verdauung, Entgiftung und Entwässerung wieder funktionieren. Je weniger Stress wir in unserem Körper haben, desto besser können wir mit dem um uns herum umgehen.

Körperliche Baustellen aufräumen

Wenn wir schon gerade beim Thema sind: Nicht nur die Leber bekommt ab und zu einen mit. Je älter wir werden, desto größer ist die Chance, dass sich da noch mehr dazugesellt: Problemchen mit der Schilddrüse, ein paar Mängel bei den Vitaminen, Mineralien und Spurenelementen (ganz vorne dabei Magnesium und Kalium), der Darm schwächelt, die Perimenopause kündigt sich an oder gar die Wechseljahre ... Und wieder haben wir zusätzlich zum turbulenten Leben um uns herum ein paar weitere Kriegsschauplätze in uns. Und die können wir selten abschalten wie den Fernseher. Oder ihnen entfliehen wie unserem Arbeitsplatz zur Urlaubszeit. Deshalb habe ich schon vor über zehn Jahren angefangen, rigoros alles an Zipperlein anzugehen und zu beheben, ganz egal, wie lange das gedauert hat, wie kooperativ (oder eben auch nicht) die Ärzte waren und leider auch wie teuer der Spaß war. Aber nur so – habe ich gemerkt – kann ich mein anstrengendes Leben wuppen. Deshalb gebe ich Ihnen den Rat: Suchen Sie sich einen Verbündeten, am besten einen ganzheitlichen Arzt, und räumen Sie auf und weg, was Sie gesundheitlich stört und einschränkt. Und schaffen Sie sich so Raum für das Leben und die Herausforderungen, die es mit sich bringt.

Blaulichtfilterbrille und rotes Licht

Wenn Sie sich ab und an in der Biohackerszene rumtreiben – oder unsere Bücher lesen –, dann kennen Sie die Brillen mit orangefarbenen Gläsern, die das blaue Licht aus Handys, Tablets, TV und Rechnern abschirmen. Blaulichtfilter- oder Blueblockerbrillen. Wie Dr. Burzler, unser Epigenetik-Experte, sagt: Man wird dadurch abends endlich wieder so müde wie als Kind. Und schläft dann eben auch so selig und ruhig, was nicht nur die Nacht, sondern auch den ganzen nächsten Tag so gut macht. So ein Ding habe ich auch gerade auf der Nase, denn ich bin mal wieder erst nach dem Abendessen zum Schreiben gekommen und der Buch-Abgabetermin rückt näher. Aber ich möchte trotzdem nicht auf meinen heiligen Tiefschlaf verzichten. Gleichzeitig brennen in unserer Wohnung abends nur rote Lampen. So stell ich mir das in einem Puff vor, aber wahrscheinlich ist das auch nur ein Klischee. Ich schweife ab. Rotes Licht von unten ist gleichzusetzen mit dem Lagerfeuer unserer Vorfahren aus der Höhle. Die Rezeptoren in unseren Augen nehmen das wahr und signalisieren dem Gehirn: Langsam wird's hier gemütlich! Kannst auf Entspannungsmodus stellen. Ganz im Gegensatz zu den Rezeptoren unten in den Augen, die das Sonnenlicht einfangen und dem Gehirn sagen: Good Morning! Ein neuer Tag, lass uns loslegen! Ist übrigens das Gleiche, wenn wir zum Abschminken ins Bad gehen und die Deckenlampe anmachen. Doof nur, wenn wir danach ins Bett wollen und unser Gehirn gerade zum Aufbruch in den Tag bläst. Bleiben wir lieber bei Rot von unten und Orange auf der

Nase. So schlafen wir alle besser und können den Stress des nächsten Tages locker bewältigen.

Apropos Schlaf!

Wie ich schon mehrmals erwähnte: Unter neun Stunden Schlaf mache ich es nicht. Es ist aber nicht nur die Dauer wichtig, sondern auch die Qualität! Wir haben ja von jedem Experten gehört, dass wir unseren Schlaf priorisieren sollen, und das mache ich definitiv! Ich habe mir einige Dinge angewöhnt, damit ich Bubu machen kann wie ein Baby und glücklich erwache. Auf dem Weg vom letzten Toilettengang zurück ins Bett trenne ich den Stecker des Routers vom Strom und – wenn ich richtig gut drauf bin – schalte ich sogar den Stromkreis ums Bett aus. Das führt regelmäßig zu Meutereien meines Mannes, aber da muss er durch. Ich habe mit einem Blutzuckermessgerät bewiesen, dass auf diese Weise der Blutzucker nachts viel niedriger ist, damit der Fettabbau besser und auch der Stresspegel geringer ist, wenn der Strom ums Bett aus ist. Also richtig aus, praktisch weg. Unser Bett enthält kein Metall, weil das den Tiefschlaf stört. Genau wie Federkernmatratzen. Haben wir auch nicht, sondern giftfreie Nachtlagerunterlagen aus der Schweiz. Dass mein Handy aus ist und schon gar nicht neben dem Bett geladen wird, sollte nach allem, was ich Ihnen bisher berichtet habe, klar sein. Und so schlafen mein Mann und ich super. Und wir hören uns regelmäßig sagen: Unser Bett ist der schönste Platz der Welt.

Om, Gurgeln und Summen

Ich gebe zu, die Überschrift verheißt Seltsames. Aber all die aufgezählten Dinge helfen, den Stress zu senken. Und das ohne Hilfsmittel und ganz einfach nebenher. Om kenne ich aus meiner über 25-jährigen Yoga-Praxis. Zum Anfang und am Ende einer Stunde singen alle Teilnehmer zusammen Om, den »universellen Ton«. Gibt Videos dazu im Internet, wie Väter ihre schreienden Babys mit einem durchdringenden Om zum seligen Schweigen gebracht haben. Kein Witz. Und wenn mir niemand zuhört, beim Wäsche-Aufhängen oder Küche-Aufräumen,

»ome« ich auch vor mich hin. Die Vibration stimuliert den Vagusnerv, und der ist ja, wie Sie jetzt wissen, für die Entspannung von Hirn bis Darm zuständig. Gleiches passiert übrigens beim Gurgeln morgens nach dem Zähneputzen und sogar schon beim Summen. Geht wunderbar auch beim Autofahren. Wir sollten uns einfach wieder mehr angewöhnen, Töne zu machen, anstatt uns selbst anzuschweigen, wenn wir allein sind. Ist besser für unser Nervenkostüm.

Akupressurmatte

Haben Sie schon mal im Internet oder bei Instagram diese Akupressurmatten gesehen? Bunte, stoffbezogene Matten, die mit Kunststoffblumen besetzt sind, aus denen ganz schön spitze Zacken rausschauen? Ich muss mich outen: Ich habe so eine gekauft! In Türkis. Mit Kopfteil und Kissen, alle bezackt. Und aus ökologischer Herstellung. Man will sich ja kein Mikroplastik voller Weichmacher in den Rücken rammen. War ganz schön teuer, das Teil. Aber dieses eine Mal kann ich als halbe Schwäbin sagen: Das hat sich rentiert! Abends lege ich mich gerne mit nacktem Oberkörper auf die Matte – und schlafe regelmäßig ein. Erst piekt es ordentlich, dann wird's heimelig warm und dann dämmert man weg. Unterm Schreibtisch – auch jetzt gerade – liegt das Teil für die Füße. Beim Zoom Call oder Buchschreiben: Socken aus und raufstellen. Es gibt nichts Entspannenderes und gleichzeitig Wachmachenderes. Ist ja logisch. Da unten befinden sich unendlich viele Akupunkturpunkte, an die sonst selten jemand rangeht. Alles im Körper ist mit unseren Sohlen verbunden. Und das wird einmal angepiekst und stimuliert. Ganz nebenbei. Finde ich herrlich. Wenn Sie also auch mal so eine Matte bei Instagram sehen – und einen Rabattcode haben – würde ich an Ihrer Stelle zuschlagen. Natürlich nur gegen Stress!

Matcha

Anna hat schon erzählt, dass sie dem Koffein abgeschworen hat. Lange war meine Alternative zum Latte Macchiato mit Mandelmilch ein Matcha Latte. Grüner Tee als Pulver vermahlen und mit ein bisschen warmem Wasser aufgeschäumt. Milch irgendeiner Art dazu. Fertig. Schmeckt ein bisschen bitter. Aber man gewöhnt sich dran. Buddhistische Mönche, Samurai-Krieger und japanische Kaiser verwenden den grünen Trank seit Jahrhunderten, um ihre Konzentration im Kampf aufrechtzuerhalten und die oft stundenlange Meditation durchzuhalten. Und tatsächlich: Der Energiekick ist sanfter als bei Kaffee und angenehmer. Es ist fast wie ein kleines Hochgefühl, das langsam abebbt. Der Geist aber bleibt ruhig. Die Aminosäure L-Theanin ist dafür verantwortlich. Zusätzlich enthält Matcha, weil wir das ganze Blatt konsumieren und nicht nur einen Sud wie beim grünen Tee, zehnmal mehr Antioxidantien. Hört sich alles super an. Ich habe trotzdem aufgehört, Matcha regelmäßig zu trinken. Warum? Weil ich gemerkt habe, dass es mich wegbringt von mir und meiner inneren Ruhe. Und weil es doch eine Droge ist, die unser Körper verstoffwechseln muss. Abends lag ich oft mit Herzrasen im Bett. Deshalb trinke ich ihn nur noch ganz, ganz selten und dann bewusst anstatt so nebenbei. Und dann weiß ich ja, was auf mich zukommt.

Eiweiß, Baby!

Haben Sie mal überschlagen, wie viel Eiweiße, Proteine, Aminosäuren Sie am Tag zu sich nehmen? Wahrscheinlich wären Sie überrascht, wie wenig das ist. Eine Frau sollte mindestens auf 100 Gramm reines Eiweiß kommen – oder besser 130 Gramm. Zum Vergleich: Ein Hühnerei hat ungefähr sieben Gramm Eiweiß. Alles im Körper braucht Aminosäuren. Ohne L-Tryptophan kein Schlaf, ohne L-Tyrosin keine Schilddrüsenhormone und so weiter. Deshalb habe ich eine Woche lang jeden Tag Pi mal Daumen überschlagen, was ich zu mir genommen habe und wie viel davon reines Eiweiß war. Von den mindest geforderten 100 Gramm war ich meilenweit entfernt. Und so wurde aufgestockt: Fleisch, Fisch, Eier, Nüsse, Hülsenfrüchte. Immer ein bisschen mehr als gewohnt. Und was soll ich sagen: Nicht nur der Hosenbund saß zügig weniger eng, mein Nervenkostüm auch!

Bewegung

Die letzten zwei Punkte in diesem Kapitel sind eigentlich selbstverständlich, aber manche Dinge muss man ab und zu mal lesen, um sie wieder präsent zu haben. Wir sitzen zu viel und bewegen uns zu wenig. Ach, was! Und auch das beeinflusst die Laune und unser Stressgefühl. Wir sind von der Natur nicht als Stubenhocker (Betonung auf Hocker) konzipiert. Ich habe das jetzt wieder gemerkt, als bei meiner Hündin ein Gehirntumor diagnostiziert wurde und die diversen täglichen Gassirunden mit einem Schlag wegfielen. Weil sie zuerst auch nicht allein bleiben konnte, war auch nicht an Yoga außer Haus zu denken. Nicht nur, dass meine Knochen sich anfühlten wie ein verstaubtes, stehen gelassenes Skelett im Anatomiesaal einer Uni. Meine Laune rasselte nach ein paar Tagen in den Keller. Die Situation war schon schlimm genug, die Sorgen groß – und dann kam auch noch der Bewegungsmangel dazu. Als ich endlich wieder regelmäßig zum Yoga konnte, ging die Sonne für mich auf. Ich war sofort ausgeglichener, glücklicher und sicher auch erträglicher für meine Umwelt. Nichtsdestotrotz fehlte mir die Zeit draußen, im Park ...

Raus ins Grüne

Und damit wären wir bei meinem letzten persönlichen Antistresstipp: ab in die Natur! Normalerweise gehe ich zweimal pro Tag mit Enna in einen kleinen Park um die Ecke. Meine Mittagspause verbringe ich da eigentlich immer mit ihr. Obwohl wir mitten in Hamburg leben, macht das Grün der Bäume auch an bewölkten Tagen gute Laune. Und auch wenn ich unter der Woche nicht stundenlang in Mini-Planten-un-Blomen rumflaniere, tun mir und meiner Stimmung die halbe Stunde jedes Mal richtig, richtig gut. Die Anspannung verfliegt. Sie sehen, man muss nicht auf dem Land wohnen, um die Vorteile der Natur genießen zu können. Wobei ich auf Annas fast tägliche Walkingrunden am Strand von Timmendorf oder durch die Felder rund um ihr Zuhause schon ein bisschen neidisch bin.

Zusammenfassung

- Kleine Änderungen im Alltag helfen, das persönliche Stresslevel zu reduzieren.
- Nahrungsergänzungsmittel wie Phosphatidylserin, GABA, CBD oder auch das Hormon DHEA helfen uns, besser mit Stress umzugehen.
- Gesundheitliche Baustellen aus dem Weg zu räumen, Mikro- und Makronährstoffmängel zu beheben, sorgt für innere Entspannung.
- Erholsamer Schlaf ist essenziell für gute Stressresilienz, genau wie Bewegung in der freien Natur.
- Koffein auch aus grünem Tee und Matcha können das Nervenkostüm belasten. In Phasen großer Belastung sollte man auf diese zusätzlichen Stressfaktoren gegebenenfalls verzichten.
- Summen, Gurgeln und ein gesungenes Om stimulieren den Vagusnerv und helfen uns zu entspannen.

UNSERE EXPERTEN

In den unterschiedlichen Kapiteln teilen unsere Experten spannendes Wissen mit Ihnen. Aber wer sind diese Fachmänner und -frauen eigentlich? Hier erfahren Sie mehr über diese beeindruckenden Menschen und ihre ganz persönliche Mission.

Mareike Peters ist Gründerin von nkm Naturkosmetik München. Angetrieben von ihrer Leidenschaft für Hautpflege und dem Wunsch, natürliche und wirksame Formulierungen für ihre eigenen Hautprobleme zu finden, begann sie 2015, ihre eigenen Produkte zu entwickeln. Ihr Wissen über Inhaltsstoffe, Formulierungen und die Kosmetikindustrie teilte sie auf Instagram und baute so eine Community auf. 2019 gründete sie das Unternehmen nkm, das heute einen Multi-Millionen-Umsatz erzielt. Für ihre Arbeit wurde Mareike mit Auszeichnungen wie Forbes *30 Under 30* und *OMR Top 50* geehrt.
www.nkm-atelier.de

Dr. Susanne Esche-Belke ist ausgebildete Allgemeinärztin und hat sich auf die Fahne geschrieben, »weibliche Gesundheit holistisch und funktionell neu zu denken«. Nachdem sie in der klassischen Schulmedizin selbst keine Hilfe fand, bildete sie sich fort und eröffnete eine Praxis für funktionelle integrative Medizin und Achtsamkeit mit den Schwerpunkten Hormone und Autoimmunstörungen in Berlin. Mittlerweile ist sie medizinische Leiterin einer ganzheitlichen Klinik in Bayern. Au-

ßerdem hat sie drei Gesundheitsratgeber geschrieben, die in 20 Sprachen übersetzt wurden.
www.dr.esche-belke.de

Daniel Sentker hat in England sein Studium als Master of Science in Chiropractic abgeschlossen, ist Heilpraktiker, Speaker und Mitbegründer von »Lichtblock«, einer Firma, die Blaulichtfilterbrillen und Rotlichtprodukte vertreibt, die die schädlichen Lichtstrahlen hundertprozentig blockieren. Seine eigene Krankheitsgeschichte ist seine Motivation, sich immer weiterzubilden und in seiner Chiropraktiker-Praxis in München seinen Patienten bestmöglich wieder auf die Sprünge zu helfen.
www.phoenix-chiropraktik.de

Dr. med. Bernd Antonius Staden ist praktischer Arzt mit Schwerpunkt Komplementär- und Präventivmedizin. Im Fokus stehen ausführliche Anamnese, Blutanalysen und spezielle Untersuchungen, um ein möglichst differenziertes Bild des Patienten zu erhalten. Das individuelle Therapiekonzept steht im Vordergrund. Sein Fokus: orthomolekulare Substitutionen, Infusionen, Entgiftungs- und Blutreinigungstherapien, Sauerstoffbehandlungen und Darmtherapien sowie die persönliche Ernährung und Optimierung der Lebensführung. Nach 23-jähriger Tätigkeit in seiner Praxis wollte Dr. Staden wieder in der Forschung zur Krebsfrüherkennung arbeiten. Im Rahmen der Pandemie und den Erkrankungsfolgen öffnete er dann aber doch wieder die Praxistüren.
www.dr-staden.de

Thomas R. Schopf ist bereits gegen Ende seines Medizinstudiums aus dem Mainstream in Richtung moderner Hypnose abgebogen. Nach klassischen Stationen in Krankenhaus und Praxis ging es schnell in Richtung Psychotherapie mit dem Schwerpunkt in selbstorganisatorischer Hypnotherapie. In seiner Praxis arbeitet er mit Kindern und Er-

wachsenen in fast allen Bereichen körperlicher und seelischer Gesundheit. Seit 2002 bildet er Ärzte, Psychologen sowie andere Heilberufler im Zentrum für Angewandte Hypnose aus und ist Gründungsmitglied der Deutschen Gesellschaft für Autosystemhypnose e.V. Bei seiner Arbeit entwickelt er auch neue kreative Ansätze für die Hypnotherapie.
www.hypnotherapie-thomas-schopf.de

Dr. med. dent. Harold Eymer hat in Freiburg und Göttingen Zahnmedizin studiert. Schon als Assistent suchte er sich eine Praxis mit Spezialisierung auf hochwertigen Zahnersatz. In Hamburg eröffnete er 1993 seine Praxis als Umwelt-Zahnmediziner. Nebenbei lehrte er an der Universität Hamburg, veröffentlichte wissenschaftliche Publikationen, leitete Workshops für Zahnärzte, bildete sich weiter in Sachen Knochenmanagement inklusive Wachstumsfaktoren und ist in den Medien ein gefragter Experte. Weitere Schwerpunkte: CMD-Spezialist, Osteopathie, Kinesiologie, Homöopathie, Akupunktur, Chiropraktik, Manualtherapie, Naturheilverfahren, Ausleitverfahren, funktionelle Orthopädie.
www.eymer.de

Dr. Thomas Bacharach ist Facharzt für Allgemeinmedizin und hat sich als ehemals selbst betroffener Reizdarm-Patient in seiner Praxis in Karlsruhe auf Verdauungsbeschwerden spezialisiert. In der Praxis und auf Social Media sowie seinem Podcast »Darm mit Aussicht« dreht sich alles um die Themen Reizdarm, Dünndarmfehlbesiedlung (SIBO) und die Frage, wieso kann es zu Blähbauch, Bauchschmerzen oder Durchfällen kommen. Um sein Wissen an andere Therapeuten und Betroffene weitergeben zu können, hat er seine SIBO-Academy® gegründet.
www.sibo-academy.de

Dr. Manuel Burzler ist Arzt für mitochondriale Medizin und Epigenetik. Seine Therapie befasst sich mit der Wiederherstellung und Aufrechterhaltung der Gesundheit auf Basis natürlicher Heilverfahren und

lenkt den Fokus von der reinen Beseitigung der Symptome auf die Behandlung der Grundursache. Bei ihm steht der Mensch und seine Geschichte im Mittelpunkt. Wie in der funktionellen Medizin wird dort durch Ernährung, Entgiftung, Umweltbetrachtung, Lebensweise und Stressmanagement der Körper, der Geist und die Seele als eine Einheit betrachtet. Dort wo die Schulmedizin an Ihre Grenzen stößt, fängt seine Therapie an!
www.healversity.com

Marc Richter ist Heilpraktiker und Ausbilder von Gesundheits-Coaches. Über seine Arbeit als Functional Trainer kam er zu den Themen Hormone, Entgiftung und Therapie und machte daraufhin seinen Heilpraktiker. Dazu kamen verschiedene weitere Aus- und Weiterbildungen in den Bereichen Hormone, Homöopathie, Naturheilkunde, Mikronährstoffe, Mikrostrom, Frauenheilkunde, Neuraltherapie und vieles mehr. Heute arbeitet er in seiner Praxis hauptsächlich mit Frauen und den Schwerpunkten Ernährung, Lebensstil, Nährstoffe. Dabei versucht er, mit seinen Patienten das körperliche Fundament zu schaffen, um dann auf den nächsten Ebenen wie Nervensystem und Emotionen weiterarbeiten zu können.
www.holistic-health-richter.de

Dr. med. Til Steinmeier ist Facharzt für Anästhesie, Rettungsmedizin und Allgemeinmedizin. Nach Abschluss seines Studiums in Paris, Genf und Hamburg wurde er zunächst Facharzt für Anästhesie und Rettungsmedizin und arbeitete als Narkosearzt auf chirurgischen Intensivstationen großer Krankenhäuser. Zusätzlich sammelte er etwa acht Jahre lang Erfahrung als Arzt auf dem Notarztwagen und im Rettungshubschrauber. Heute führt er eine Praxis in Hamburg-Eppendorf, in der sowohl Naturheilverfahren als auch Umwelt-, biologische und ganzheitliche Medizin zu den Schwerpunkten zählen.
www.biologicum.info

Günter Karl Hartner ist niedergelassener Arzt, seit 2006 in eigener Praxis. Nach seinem Medizinstudium in Marburg und Tübingen und Ausbildungen in Anästhesie, Intensivmedizin und Notfallmedizin spezialisierte er sich auf orthomolekulare, Ernährungs-, Alternativ- und Umweltmedizin sowie auf Homöopathie und Anti-Aging-Medizin. Seine Fachkompetenz: ganzheitliche Diagnostik und Therapie von Zivilisationserkrankungen. Sein Fokus: Erkrankungen wie Burn-out-Syndrom, Erschöpfungssyndrom, rheumatische Erkrankungen, Borreliose, Allergien, Arteriosklerose, Schwermetallbelastungen, Kopfschmerzen und Migräne, Darmerkrankungen, Schilddrüsenerkrankungen, Herz-Kreislauf-Erkrankungen, Hautprobleme, Fibromyalgie, Autoimmunerkrankungen und Krebs. Zudem hält er als Dozent Vorträge im Rahmen von Kongressen und Therapeutenfortbildungen.
www.karmananda.de

Dr. Armin Schwarzbach ist Facharzt für Laboratoriumsmedizin und der Gründer von ArminLabs in Augsburg. Er hat sich in Labortestungen und der Behandlung von Patienten mit Borreliose und Koinfektionen seit über 15 Jahren spezialisiert. Seine Themen: Infektiologie, Mikrobiologie, Immunologie, Hämatologie, klinische Chemie und Endokrinologie. Er ist Vorstandsmitglied der Deutschen Borreliose-Gesellschaft, außerdem Mitglied der Schweizer Zecken-Liga, der Deutschen Gesellschaft für Klinische Chemie und Laboratoriumsmedizin, des Berufsverbands Deutscher Laborärzte sowie der International Lyme and Associated Diseases Society in den USA.
www.arminlabs.com

Dr. med. Martina Wengenroth ist Ärztin für ganzheitliche Medizin und Begründerin des Onlineportals «natürlich gesund». In ihrer Privatpraxis in Lübeck vereint sie neueste wissenschaftliche Erkenntnisse mit einem umfassenden Spektrum an Naturheilkunde, Ernährungsmedizin und Erfahrungsheilkunde. Ihr ganzheitlicher Ansatz stellt die Eigenverantwortung der Patienten in den Mittelpunkt, ergänzt durch innovative

Therapiekonzepte und Fortbildungen für Therapeuten. Mit ihrem Onlineprogramm bietet sie individuelle Wege zu Gesundheit und Wohlbefinden – fundiert, natürlich und nachhaltig.
www.wengenroth-praxis.de

Kyra Kauffmann, studierte Volkswirtin, suchte nach einer stressigen Karriere im Bankwesen und einem daraus folgenden chronischen Erschöpfungssyndrom eine neue berufliche Herausforderung in der Medizin. Heute führt sie zusammen mit ihrem Mann eine eigene Heilpraktiker-Praxis in Düsseldorf. Sie ist erfolgreiche Autorin zu Themen wie Histamin, Jod, Burn-out, KPU/HPU, späte Schwangerschaft und viel gebuchte Referentin.
www.naturheilkundliche-medizin.de

Prof. Dr. med. h. c. Günther W. Amann-Jennson absolvierte ein Psychologiestudium in London und arbeitete von 1980–1993 als Psychotherapeut und Mentaltrainer für Sportler und Manager. Er gründete SAMINA, entwickelte das Schlaf-Gesund-Konzept und eröffnete das Institut für Schlafpsychologie und Schlafcoaching in Österreich. 2012 erhielt er die Ehrendoktorwürde der Armenian-Russian International University und ist seit 2014 Professor für Philosophie/Schlafpsychologie an der Mesrop Mashtots University. Zu seinen bedeutendsten Entwicklungen gehören die nächtliche Körpererdung, das Schlafen in Schräglage und das chronobiologisch wirksame Licht.
www.samina.com

DANKSAGUNG

Für die Erziehung eines Kindes und das Schreiben eines Buches braucht es ein ganzes Dorf. Bei Letzterem vielleicht nicht ganz. Aber auch wenn und gerade weil wir beide den gesamten Applaus bekommen, möchten wir die vielen tollen Menschen, ohne die es *Die Stressmanagerinnen* nicht geben würde, würdigen und ihnen an dieser Stelle Danke sagen.

Allen voran unserem tollen mvg-Verlagsteam, das wieder einmal viel Geduld mit uns bewiesen hat. Ein herzliches Dankeschön aus dem hohen Norden ins schöne München. Danke auch an unsere tollen Interviewpartner, die all ihr Wissen und ihre meist jahrzehntelange Erfahrung mit uns geteilt, auf all unsere Fragen geduldig geantwortet und uns ausgiebig mit Quellen und Infos versorgt haben.

ANNA

Oft werde ich gefragt: Wie schaffst du es denn, auch noch Bücher zu schreiben? Ich antworte dann meistens: keine Ahnung. Irgendwann zwischen Tür und Angel, Bettkante und Schule, Feriengästen und Interviews. Aber es muss sein, denn es ist mir ein Bedürfnis. Und ich weiß, Vanessa geht es genauso. Ansonsten schreibt es sich einfach so durch mich hindurch, denke ich manchmal, wenn ich schnell am Herd noch einen Gedanken tippe. Hinzu kommt natürlich noch der Spaß, den wir währenddessen haben, und das Wissen, dass das, was wir machen, echte Relevanz hat und vielen Menschen helfen wird.

Danke – wie immer – an meine fabelhafte Co-Autorin! Mit dir schreibe ich auch noch Buch 3, 4 und 5 … mehr Freude kann man ja nicht haben bei der Nummer! Mal davon abgesehen, dass wir als Journalistinnen auch einfach gleich ticken und den gleichen Anspruch haben, was heutzutage leider nicht immer selbstverständlich ist.

Danke an meinen Mann, der immer noch ein Ass aus dem Ärmel zaubert und ebenfalls immer liest, liest, liest, mit- und weiterdenkt und an mich glaubt. I love you!

Danke an meine drei kleinen Monster! Schreiben ist nicht immer leicht mit so einer Rasselbande, aber gleichzeitig seid ihr meine Motivation, denn auch dieses Buch soll euch immer ein wichtiger Ratgeber sein, wenn ihr mal größer seid.

Danke auch an meinen Vater, den Schulmediziner, der nicht immer meiner Meinung, aber immer für uns da ist.

Danke an meine Freundin Daniela, die mich immer wieder inspiriert und das Muttersein auf der ganzen Klaviatur der Gefühle so schön spiegelt.

VANESSA

Ich bin so froh, dass Anna mich 2022 »überredet« hat, mit ihr ein Buch zu schreiben. Auch wenn ich mit diesem Kapitel längst abgeschlossen hatte. Was für eine tolle Reise haben wir zusammen gemacht, über »Gesund, stark, schön« und unseren Adventskalender bis hin zu den »Stressmanagerinnen«! Fotoshootings, Interviews, Lesereisen und selbst das manchmal anstrengende Schreiben machen viel mehr Spaß zu zweit! Ich bin so gespannt, was wir noch alles zusammen auf die Beine stellen, liebe Anna!

Auch bei diesem Buch hat mein Mann mir wieder den Rücken freigehalten. Er ist allein mit unserer Französischen Bulldogge Enna, die während des Schreibens an einem Gehirntumor erkrankt ist, zur Bestrahlung nach Hannover gefahren und hat so manch andere To-dos von mir ferngehalten, damit ich an den Rechner konnte. Danke für all deine Liebe und dein Verständnis! Ich liebe dich!

Meine Eltern unterstützen mich aus der Ferne und fiebern bei jedem Projekt mit. Mama und Papa, ich liebe euch! Danke, dass ihr immer für mich da seid!

Und zu guter Letzt: Auf meinem Weg durch meine eigene Erkrankung bis heute hatte ich immer tolle Menschen an meiner Seite, die mich mit ihrem Wissen versorgt und unterstützt haben. Dr. Til Steinmeier und Dr. Harold Eymer kann ich immer fragen, wenn mir etwas auf den Nägeln brennt. So viel meines medizinischen Know-hows habe ich von ihnen. Danke für eure Geduld und den spannenden Austausch, an dem ich so sehr gewachsen bin.

BUCHTIPPS, WEB- UND BEZUGSADRESSEN

UNSERE BUCHTIPPS

Epigenetik

Dr. Manuel Burzler, Timo Janisch: *Gute Gene einschalten, schlechte Gene ausschalten. Nutze die Macht der Epigenetik*, Next Level Verlag 2024

Zähne

Dr. Harold Eymer: *Wie Ihre Zähne Sie krank machen können. Zahnmedizin ganzheitlich betrachtet und erklärt*, die-self-publisher.de 2023

Ernährung

Uschi Eichinger, Kyra Kauffmann: *Die Anti-Stress-Ernährung. Mehr Power für die Körperzellen. Die LOGI-Methode zur Stressbewältigung*, Riva 2021

Dopamin

Israa Nasir: *Toxic Productivity. Reclaim Your Time and Emotional Energy in a World That Always Demands More*, Bridge City Books 2024

Hormone

Dr. med. Susanne Esche-Belke, Dr. med. Suzann Kirschner-Brouns: *Midlife Care. Wie wir die Lebensmitte meistern und die Kraft unserer Hormone nutzen*, Lübbe Life 2020

Nebennieren/Burn-out

Dr. med. James L. Wilson: *Grundlos erschöpft? Nebennierenschwäche – das Stress-Syndrom des 21. Jahrhunderts*, Goldmann 2011

Haut

Mareike Peters: *Natur für deine Haut. Pflanzliche Wirkstoffkosmetik zur richtigen Pflege für jeden Hautzustand*, Gräfe & Unzer 2021

PRODUKTEMPFEHLUNGEN

Heilpilze

Annas erster Pilzshop, den Sie vor Jahren durch eine Empfehlung aufgetan hat und nach wie vor super findet, da es dort nicht nur alle möglichen Heilpilze gibt, sondern auch kostenlose telefonische Beratung:
https://www.mycovital.de

Vanessa schwört auf die perfekte Kombi von Vitalpilzen in den leckeren Produkten von Smaints, die man wunderbar in den Alltag einbauen kann. Während des Buchschreibens half der Mushroom Cacao, die Konzentration oben zu halten, als abendlicher Anti-Entzündungs-Schlummer-Trunk die Golden Mushroom Milk. Und braucht es stärkere Unterstützung, zum Beispiel für erholsamen Schlaf, helfen die Extrakte aus der Sleep-, Immun- oder Pure-Serie.
www.smaints.de

Unbelastete Nahrungsergänzungsmittel

Ob Vitamin C, Magnesium, Omega 3 oder Adaptogene – wir schwören auf diese Hersteller. Anna kann Biogena auch für Kinder empfehlen. Supplementa ist ebenfalls einer ihrer Tipps. Lebenskraftpur und Hansegrün sind Vanessas Lieblinge, findet Anna aber auch richtig gut.

www.biogena.com
www.supplementa.com
www.lebenskraftpur.de
www.hansegruen.de

Co-Enzym Q10

Oft bekommt man es als Kapsel, hier gibt es den flüssigen Entstresser – und er schmeckt auch noch wirklich lecker.

www.mitocare.de

DHEA

Unser Jugendlichkeitshormon bekommt man in Deutschland offiziell nur auf Rezept in der Apotheke. Mittlerweile hat man aber auch die Chance, ganz legal im Internet dranzukommen. In kontrollierter Qualität. Und sogar in der Keto-Variante, die nicht in Testosteron umgewandelt wird. Bitte immer vorab im Blut testen lassen, ob überhaupt Bedarf besteht, und vernünftig einsetzen. Dann kann DHEA wirklich bei der Stressbewältigung helfen.

www.bono.de

Borreliose

Die ganzheitlichen Tinkturen, um gegen sie vorzugehen, finden Sie hier:

www.nutramedix.de

Unbelastete Kosmetik

Mareike Peters' Kosmetik finden Sie in den Läden in Hamburg, Berlin und München oder hier:

www.nkm-atelier.de

Wir lieben auch die basische handgeschöpfte Hautpflege vom Bodensee. Werbung ist da nicht erwünscht, aber Sie müssen es ja nicht verraten. In stressigen Zeiten sind die Seifen für Gesicht und Körper toll, um Säuren auszuleiten, und sie sind der Grund, warum Anna wieder braune Beine im Sommer bekommt.
https://gruenesgold-shop.de

Verdauungshelfer
Die Super-Pflaume, die im Kapitel »Verstopfung« als Tipp empfohlen wird, ist von Share. Gibt es auch von anderen Herstellern, aber Anna hat diese getestet. Bitte immer nach Anleitung ausprobieren und wie im Kapitel beschrieben.
www.shareoriginalshop.com

Koffeinfreier Biokaffee
Weil auch wir ab und zu einen Kaffee trinken wollen, allerdings ohne die stressigen Nebenwirkungen, greifen wir zu Biokaffee aus Fairtrade-Anbau von no coffee, der zudem auch noch mit Wasserdampf anstatt giftigen Chemikalien entkoffeiniert ist. Ein weiterer Vorteil: Mithilfe der Sorten mit 75 %, 50 % und 25 % Koffein können Sie sich ganz langsam von der Droge entwöhnen, ohne unschöne Nebenwirkungen.
www.no-coffee.de

Blaulichtfilterbrille
So gut wie jeder Experte empfiehlt seinen Patienten die Blaulichtfilterbrille am Abend. Wir benutzen die Produkte von Lichtblock. Die Brillen aus der Sleep-Serie sehen nicht nur schick aus, sondern schützen unsere Augen, unseren Schlaf und uns vor abendlichem Stress durch blaues Licht.
www.lichtblock.shop

Sauberes Wasser

Wir nehmen viele Umweltschadstoffe durch Leitungs- und Flaschenwasser auf. Um dem zu entgehen, sind in unseren Haushalten vor längerer Zeit die Wasserfilter von Aquos Monic eingezogen. Umkehrosmose mit leichter Remineralisierung plus Quellwasserqualität, besser geht's nicht. Die Firmengründer David und Lukas Kölbach stehen Ihnen Rede und Antwort. Hier finden Sie den Kontakt und alle Infos:
www.aquosmonic.com

QUELLEN

Alle Links zuletzt aufgerufen am 4. März 2025

WAS IST STRESS?

https://www.aok.de/pk/magazin/wohlbefinden/stress/wie-cortisol-und-stress-zusammenhaengen/

https://gardenacu.com/blog/acupuncture-improves-deep-sleep

https://www.fachklinik-allgaeu.de/fileadmin/user_upload/Downloads/Ernaehrungsberatung/BI_ErnaehrungundStress.pdf

https://www.oberbergkliniken.de/artikel/stresshormon-cortisol-wirkung-gefahr-und-ausgleich

https://www.usz.ch/angriff-auf-den-eigenen-koerper/#:~:text=Bekannt%20sind%20rund%20100%20verschiedene,unterschiedliche%20Ethnien%20stärker%20betroffen%20sein

https://www.lunow.de/diagnostik/schilddruese/hashimoto-thyreoiditis-schilddruesenentzuendung

https://de.wikipedia.org/wiki/Autoimmunerkrankung

HAUT

https://www.aok.de/pk/magazin/koerper-psyche/haut-und-allergie/wie-neurodermitis-und-stress-zusammenhaengen/

https://www.eubos.de/magazin/stress-und-juckreiz

https://www.eatbetter.de/ernaehrung-bei-akne-tipps-lebensmittel-die-helfen

Mareike Peters: *Natur für deine Haut. Pflanzliche Wirkstoffkosmetik zur richtigen Pflege für jeden Hautzustand*, GU Verlag 2021

GRAUE HAARE

https://elifesciences.org/articles/67437

https://anti-grey.com/de-de/tyrosinase/#:~:text=Tyrosinase%20leitet%20die%20Bildung%20von,natürliche%20Haarfarbe%20eine%20maßgebliche%20Bedeutung

https://pmc.ncbi.nlm.nih.gov/articles/PMC9214764/

https://www.ua-bw.de/pub/beitrag.asp?subid=0&ID=1424

https://www.nj.gov/health/eoh/rtkweb/documents/fs/1634.pdf

https://www.geo.de/wissen/gesundheit/stress-macht-graue-haare--doch-es-ist-reversibel--30607162.html

https://naturalbeauty.de/fakten/du-kommst-hier-nicht-rein/du-kommst-hier-nicht-rein-resorcin/

https://www.preventnetwork.com/Therapieberatung/Neue_Nutriologische_Beitraege/PDFs_NNB/NNB-Nr-7.pdf

https://www.vogue.de/artikel/graue-haare-umkehren-tipps-kupfer-faerben

http://www.2.allgemeinmedizin.uni-frankfurt.de/lit/igel_DHEA_helfer.pdf

HORMONE

Dr. Susanne Esche-Belke & Dr. med. Suzann Kirschner-Brouns: *Midlife Care. Wie wir die Lebensmitte meistern und die Kraft unserer Hormone nutzen*, Lübbe Life 2020

KOPFSCHMERZEN

https://www.focus.de/gesundheit/ratgeber/kopfschmerz/gewuerz nelken-saurer-espresso-pizza-kopfschmerzen-weg-in-nur-einer-stunde-ohne-tabletten_id_7245579.html

https://www.stern.de/gesundheit/kopfschmerz/alternative-heilmethoden-gegen-kopfschmerzen-hilfe-jenseits-der-schulmedizin-3273056.html

https://www.dmkg.de/files/dmkg.de/patienten/Download/lindern.pdf

https://www.womenshealth.de/food/gesunde-ernaehrung/lebens mittel-gegen-kopfschmerzen/

ALLERGIEN

https://www.aha.ch/allergiezentrum-schweiz/allergien-intoleranzen/nahrungsmittelintoleranzen/histaminintoleranz

https://www.allergieratgeber.de/allergiearten/histaminunvertraeglich keit

https://www.geo.de/wissen/gesundheit/16550-rtkl-kopfschmerzen-bekaempfen-diese-fuenf-tipps-helfen-gegen-kopfweh-ohne

PSYCHE

https://www.psychische-gesundheit-donaueschingen.de/krankheits bilder-therapien/akutpsychosomatische-schwerpunkte/psychischer-stress-koerperliche-und-psychische-stresssymptome/#definition-was-ist-psychischer-stress

Israa Nasir: *Toxic Productivity, Bridge City Books* 2024

ZÄHNE

https://www.fairpreispraxis.de/stress-und-mundgesundheit-wie-stress-zahnprobleme-verursachen-kann-und-wie-man-damit-umgeht/

https://www.wissenschaft.de/erde-umwelt/bei-stress-leidet-auch-das-mikrobiom/

https://myvariations.com/de-de/blogs/infos/maux-de-bouche-et-stress-rapport

VERSTOPFUNG

https://www.zentrum-der-gesundheit.de/krankheiten/magen-darm-erkrankungen/verstopfung-uebersicht/hausmittel-gegen-verstopfung#konjakpulver_reguliert_die_verdauung

https://gesundheitstrainer.at/share-pflaume-wirkung

https://www.kantonsspitalbaden.ch/artikel/die-vielen-farben-und-formen-des-stuhlgangs

https://www.kry.de/magazin/was-dein-stuhl-ueber-deine-gesundheit-verraet/

https://www.foryouehealth.de/gesund-leben-blog/stuhlgang.html

EPIGENETIK

https://www.imd-berlin.de/fachinformationen/diagnostikinformationen/maoa-comt-und-bdnf-neuroendokrine-stressantwort

https://epub.ub.uni-greifswald.de/frontdoor/deliver/index/docId/1067/file/diss_Brinkman_Claudia.pdf

Dr. Manuel Burzler & Timo Janisch: *Gute Gene einschalten, schlechte Gene ausschalten: Nutze die Macht der Epigenetik.* Next Level Verlag 2024

ENTZÜNDUNGEN

https://pmc.ncbi.nlm.nih.gov/articles/PMC6237279/

https://pmc.ncbi.nlm.nih.gov/articles/PMC3428505/

https://www.fachklinik-allgaeu.de/fileadmin/user_upload/Downloads/Ernaehrungsberatung/BI_ErnaehrungundStress.pdf

UMWELTSCHADSTOFFE

https://www.sciencedirect.com/science/article/abs/pii/S0882401017317175?via%3Dihub

https://marktapotheke-bredstedt.de/gesundheitsbibliothek/index/pilzinfektionen-im-magen-darmtrakt/#:~:text=Die%20Symptome%20einer%20Pilzinfektion%20im,Nase%20und%20einer%20erhöhten%20Allergieneigung

https://pmc.ncbi.nlm.nih.gov/articles/PMC6429616/

https://utopia.de/ratgeber/oregano-oel-anwendung-und-wirkung-des-pflanzlichen-antibiotikums_107721/

https://www.epa.gov/system/files/documents/2024-11/consolidated-list-of-lists_updated-october-2024.pdf

YOUR DAILY GIFT

https://pubmed.ncbi.nlm.nih.gov/36464527/

www.naturepure.com/articles/s41598-024-63653-0, Article number 14354

https://www.greenpeace.de/engagieren/nachhaltiger-leben/giftige-bons

https://www.geo.de/natur/nachhaltigkeit/22464-rtkl-giftiges-papier-kassenbons-sind-jetzt-frei-von-bisphenol-darum-raten

https://osthessen-news.de/n11754073/giftige-chemikalien-in-kassenbons-und-quittungen.html

https://lia-fashion.de/blogs/news/dont-be-scared-of-retinol

https://praxistipps.focus.de/schaedlichkeit-von-nagellack-das-muessen-sie-wissen_111214

https://www.abendzeitung-nuernberg.com/weichspueler-selber-machen/

https://www.washo.ch/blogs/blog/6-okologische-alternativen-zu-weichspuler

https://www.edel-naturwaren.de/blogs/blog/nachhaltige-alternative-zum-weichspuler-duftend-frische-wasche-mit-atherischen-olen

VIREN

https://www.mdpi.com/1660-4601/20/1/22

https://pubmed.ncbi.nlm.nih.gov/38029816/

https://www.mdpi.com/1422-0067/19/12/3965

https://www.aerzteblatt.de/nachrichten/105400/Schwangerschaft-Studie-sieht-IQ-von-Jungen-durch-fluoridiertes-Trinkwasser-gefaehrdet

BORRELIOSE

https://www.bild.de/ratgeber/2021/ratgeber/borreliose-kann-psychische-erkrankungen-ausloesen-77413186.bild.html

https://medicusblog.at/borreliose_und_die_unterschaetzten_mentalen_folgeerkrankungen/

KINDER

Reinhard Werth: *Die Wurzeln der Legasthenie.* In: Gehirn & Geist vom 27.06.2008. https://learnattack.de/magazin/stress-bei-kindern-rechtzeitig-erkennen/

https://www.swr.de/swraktuell/baden-wuerttemberg/karlsruhe/ernaehrung-kleinkinder-studie-viel-zucker-ungesund-100.html

https://www.ndr.de/nachrichten/niedersachsen/Fettleibigkeit-bei-Kindern-und-Jugendlichen-enorm-gestiegen,uebergewicht198.html

https://www.tagesschau.de/wissen/gesundheit/kinder-uebergewicht-101.html

https://www.elternleben.de/gesundheit-ernaehrung/entspannung-stressbewaeltigung/stressbewaeltigung-bei-kindern/

https://rp-online.de/info/consent/

https://www.elternleben.de/gesundheit-ernaehrung/entspannung-stressbewaeltigung/stressbewaeltigung-bei-kindern/

https://www.kindererziehung.com/Paedagogik/Medien-und-Erziehung/Fernseher.php

https://www.familienhandbuch.de/medien/tv/folgendesferns.php

INTERMITTIERENDES FASTEN

https://xbyx.de/blogs/magazin/intervallfasten-fasten-fuer-frauen

Fahrenholtz, I., Sjödin, A., Benardot, D., Tornberg, Å., Skouby, S., Faber, J., Sundgot-Borgen, J. and Melin, A. (2018). Within-day energy deficiency and reproductive function in female endurance athletes. In: *Scandinavian Journal of Medicine & Science in Sports.*

https://de.statista.com/themen/10246/essstoerungen/#:~:text=Eine%20Studie%20des%20Robert%2DKoch,weisen%20Symptome%20einer%20Essstörung%20auf

https://www.cell.com/fulltext/S1550-4131(14)00220-X

https://pmc.ncbi.nlm.nih.gov/articles/PMC5783752/

https://www.cell.com/cell-metabolism/fulltext/S1550-4131(24)00269-9

ERNÄHRUNG

https://www.mpg.de/22129484/urm1-schuetzt-proteine-in-stress-situationen

https://www.eucell.de/anwendungsgebiete/psyche/die-richtige-ernaehrung-fuer-eine-gesunde-psyche/proteine-eiweisse

ADAPTOGENE

https://pubmed.ncbi.nlm.nih.gov/39348746/

https://www.msdmanuals.com/de/heim/spezialthemen/nahrungsergänzungsmittel-und-vitamine/rhodiola-rosenwurz

https://www.schwabe.de/service/dr-willmar-schwabe-phyto-extrakt/ginseng-benefit-fuer-frauen-der-postmenopause#:~:text=Koreanischer%20Roter%20Ginseng%20verbesserte%20bei,%2C%20durchgeführten%20randomisierten%2C%20placebokontrollierten%20Doppelblindstudie

https://www.medicom.de/collections/ginseng?srsltid=AfmBOopiARn2dTmY1B8A9S1nAsKb1XyeGZW8ElSj5DzzPBZRut8x41V

https://pmc.ncbi.nlm.nih.gov/articles/PMC5376420/

https://pubmed.ncbi.nlm.nih.gov/38004235/

https://pubmed.ncbi.nlm.nih.gov/39241163/

https://pubmed.ncbi.nlm.nih.gov/38671889/

https://pubmed.ncbi.nlm.nih.gov/28178022/

https://pubmed.ncbi.nlm.nih.gov/38398618/

https://pubmed.ncbi.nlm.nih.gov/39334705/

https://pubmed.ncbi.nlm.nih.gov/38867934/

https://pmc.ncbi.nlm.nih.gov/articles/PMC4604171/#:~:text=In%20a%20chronic%20study%2C%20systemic,genetic%20ablation%20techniques%20%5B81%5D

EISBADEN

https://www.focus.de/gesundheit/gesundleben/immunsystem-staerken-eisbaden-vorteile-und-risiken-des-trends_id_24370521.html

https://www.netdoktor.de/bewegung/ist-eisbaden-gesund/

https://eisbaden.de/atmung-und-cortisol-beim-eisbaden/

ERDUNG

https://utopia.de/ratgeber/grounding-ist-erdung-fuer-menschen-wirklich-gesund_448588/

https://www.yoga-vidya.de/kundalini-yoga/kundalini-erweckung/erdung/

https://gruenundgesund.de/wie-erdet-man-sich/#wie-erdet-man-sich-5-techniken-zur-erdung-in-der-natur

https://www.dovepress.com/the-effects-of-grounding-earthing-on-in flammation-the-immune-response--peer-reviewed-fulltext-article-JIR

https://journals.sagepub.com/doi/10.2466/06.PR0.116k21w5

https://mal.scienceconnect.io/api/oauth/authorize?ui_locales=en&scope=affiliations+login_method+merged_users+openid+settings&response_type=code&redirect_uri=https%3A%2F%2Fwww.liebertpub.com%2Faction%2FoidcCallback%3FidpCode%3Dconnect&state=3uobhNdfews%3D&prompt=none&nonce=nCYBxCeyNRPD1yTT3h5AR%2FviubFbXe4mKH%2FeUig1Iv8%3D&client_id=mal

https://www.liebertpub.com/doi/10.1089/acm.2004.10.767

https://wiley.scienceconnect.io/api/oauth/authorize?ui_locales=en&scope=affiliations+alm_identity_ids+login_method+merged_users+openid+settings&response_type=code&redirect_uri=https%3A%2F%2Fonlinelibrary.wiley.com%2Faction%2FoidcCallback%3FidpCode%3Dconnect&state=3uobhNdfews%3D&prompt=none&nonce=gWwRPq7voj4LDNu9cEjyD%2FAEERbNk7ZSuToMur%2FOrmI%3D&client_id=wiley

https://www.liebertpub.com/doi/10.1089/acm.2007.7048

UNSERE ANTI-STRESS-TIPPS

Anna:

https://femna.de/magnesium-fur-hormone-stoffwechsel-und-nerven/

https://www.gf-biofaktoren.de/news/detail/bei-stressbedingten-herzerkrankungen-magnesiummangel-vermeiden/

https://www.brain-effect.com/magazin/coenzym-q10-ubichinon

https://www.online-fitness-academy.de/magazin/coenzym-q10.html

https://www.mykotroph.de

https://www.vitalstoff-lexikon.de/Sekundaere-Pflanzenstoffe/Quercetin/Funktionen

https://feela.de/blogs/wissenswertes/eft-klopfakupressur

Vanessa:

Shawn Talbott: *The Cortisol Connection Diet. Why Stress Makes You Fat and Ruins Your Health -- And What You Can Do about It,* Hunter House 2007

https://www.hormonzentrum-an-der-oper.de/hormone/hormone-von-a-z/anti-aging-hormon-dhea.html#:~:text=Bei%20Frauen%20und%20Männern%2C%20die,»stress%2Dcoping«).

https://www.wechselweise.net/artikel/dhea-ein-unterschaetztes-hormon

Andreas Moritz: *Die wundersame Leber- und Gallenblasenreinigung. Ein kraftvolles, selbst durchführbares Verfahren für mehr Gesundheit und Vitalität,* Unimedica 2022

https://pubmed.ncbi.nlm.nih.gov/25287985/

https://pubmed.ncbi.nlm.nih.gov/30308973/

https://journals-lww-com.translate.goog/ijoy/fulltext/2011/04010/neurohemodynamic_correlates_of__om__chanting__a.2.aspx?_x_tr_sl=en&_x_tr_tl=de&_x_tr_hl=de&_x_tr_pto=rq#:~:text=A%20sensation%20of%20vibration%20is,effects%20on%20the%20brain%20thereof

DIE AUTORINNEN

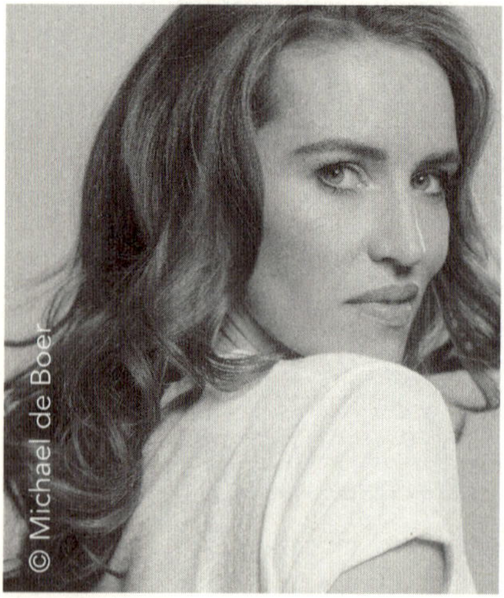

Anna Funck, TV-Moderatorin, Produzentin und Autorin, wurde 1980 in Lübeck geboren und stand viele Jahre vor der Kamera. Beim Privatsender RTL wurde Anna Funck zur TV-Moderatorin und Redakteurin ausgebildet, bis die Öffentlich-Rechtlichen 2008 auf sie aufmerksam wurden und der MDR sie unter Vertrag nahm. Dort moderierte sie den »Sachsenspiegel«, stand jährlich als Livereporterin auf dem roten Teppich des Dresdner Semperopernballs. Bekannt wurde sie mit der nationalen Serie »Wir sind überall«, die in der ARD lief. Mit der Geburt ihrer zweiten Tochter und dem Tod ihrer Mutter begann die Journalistin zu schreiben. Ihr Ernährungsratgeber »Egal, ich ess das jetzt« wurde »SPIEGEL«-Bestseller, ihr Sachbuch »Erleuchtung to go« schaffte es auf Platz 3 der Bestsellerliste von »BILD«/Amazon. Ihr Gesundheitsratgeber »Gesund, stark, schön«, den sie zusammen mit Vanessa Blumhagen geschrieben hat, stand wochenlang auf der SPIEGEL-Bestsellerliste. Sie lebt mit ihrem bayerischen Mann und den drei Töchtern an der Ostsee.

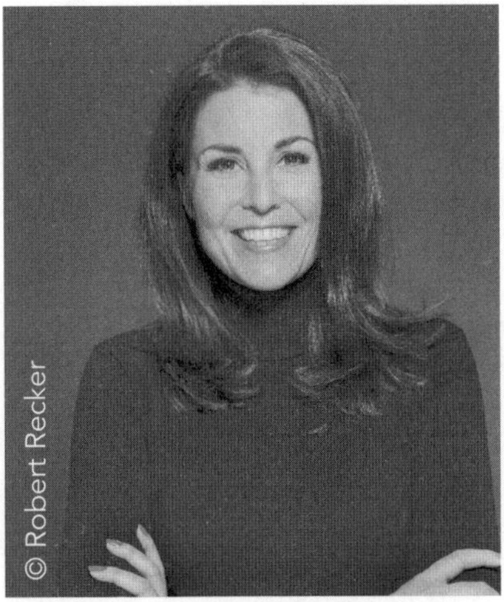

Vanessa Blumhagen, geboren 1977, arbeitete als Printredakteurin bei Medien wie der »Hamburger Morgenpost«, »Frau im Spiegel«, »BILD« Hamburg und »REVUE«. In dieser Zeit begann sie, für unterschiedlichste TV-Sender Promithemen zu kommentieren. Daraufhin folgten Stationen beim WDR, bei den Morgenmagazinen von RTL, dem »SAT.1 Frühstücksfernsehen« und Auftritte in diversen anderen TV-Shows. Außerdem moderiert sie Veranstaltungen u.a. für ProSieben/SAT.1 und Filmpremieren wie »Bridget Jones« und »Willkommen bei den Hartmanns«. Als sie Anfang 30 war, wurde bei ihr die Autoimmunerkrankung Hashimoto Thyreoiditis diagnostiziert. Über ihre Erfahrungen mit der Krankheit und den Weg zurück zu einem normalen Leben schrieb sie die »SPIEGEL«-Bestseller »Jeden Tag wurde ich dicker und müder« und »Die Hashimoto-Diät«. Ihr Gesundheitsratgeber »Gesund, stark, schön«, den sie zusammen mit Anna Funck geschrieben hat, stand wochenlang auf der »SPIEGEL«-Bestsellerliste. Sie ist Gründerin von »Hashimoto Deutschland« und lebt mit ihrem Mann und ihrer Französischen Bulldogge Enna in Hamburg.

STICHWORTVERZEICHNIS

C

D

E

M

N

O/Ö

P

Q

R

S

T

V

W

Z

ISBN 978-3-7474-0555-0